Je suis toujours celle que tu respires.
Paul Valéry, »La jeune Parque«

DIE KNOSPEN GEKAPPT

Heute einen Zaun gezogen. Wenn wir auch auf dem Dach der Stadt wohnen, hoch über dem Tal der Ameisen, immer sieht man doch Köpfe, Visagen, Fressen. Mein Gott, wie ich die Menschen hasse. Sch! Weg da! Jedenfalls habe ich in unserem abgelegenen Garten hier oben die Blüten abgeschnitten, die Knospen gekappt, irgendetwas muss ich doch tun, es kann doch nicht einfach weitergehen, als hätte sich nichts geändert? Blätter, wohin man sieht, das ist nicht aufzuhalten. Überall Triebe und Schösslinge. (Und im dunkelsten Winkel, heimlich und unberührt, die Erle. Ein graues Bäumchen, das irgendwann als blinder Passagier in alter Erde gekommen sein muss. Jetzt schon so groß wie ein Kind.)

Zäune, Gitter, Scheren. Andere heben Gräben aus, schmieden Schlösser, ziehen Brücken hoch. Brennen Städte nieder. Aber alles läuft auf das Gleiche hinaus. Etwas berichtigen wollen, wenn es zu spät ist. Etwas berichtigen wollen, *weil* es zu spät ist. Beschränkung, Begrenzung, Kontrolle: die kleine Terz der Ohnmacht.

Mit jedem Tag treiben wir weiter von ihr weg, jeder Schritt, den wir tun, entfernt uns von ihr. Weiter leben bedeutet: weiter, immer weiter von ihr weg. Wir stemmen uns den Tagen entgegen, aber die Tage beachten uns nicht. Schleifen uns mit, verschleppen uns an Orte, die dem, was wir kannten, täuschend ähnlich sehen. Und doch ist alles anders. Hat irgendwer in unserer Abwesenheit mit Absicht alles verschoben? Überall stoßen wir uns, ständig bleiben wir irgendwo hängen, wir wissen beim besten Willen nicht, wo wir hier gelandet sind.

Unsere Wohnung die Wohnung zweier Fremder. Ob sie ein Kind haben? Der Stille ist das kaum anzuhören. Vorsichtig ertasten wir uns einen Weg. Spüren dem Geruch weißer Wäsche in sauberen Zimmern nach, der atemsanften Ruhe des Mittagsschlafs. Glück ist etwas, dem man erst Namen gibt, wenn man es nicht mehr finden kann. Baumwollene Lautlosigkeit, gedämpftes Tageslicht.

Still ist es ja, aber es ist die falsche Stille. Aus allen Schränken, aus allen Winkeln kann einen Panik anspringen. Überall lauert Verzweiflung. Wir sind auf der Hut, versuchen, nicht hinzusehen. Nicht die Babykleider im Wäschekorb zu sehen. Aber erst recht nicht die Wiege, die rote Decke mit dem Milchfleck, das Fliegermützchen. Nein! Nicht hinsehen!!! Es ist das widerwärtige Unheil, das sich verkleidet, gerade mit den Dingen, die einem die liebsten sind.

Wir müssen uns wappnen, denn so sind wir viel zu verwundbar. Wenn man schon vor einer Babymütze erschrickt, ist man auf einem gefährlichen Weg.

Immer dieses Gefühl, dass hier etwas nicht stimmt, dass die ganze Sache besser geregelt werden muss. Wer hat die Knospen abgeschnitten, verdammt nochmal? Gerade fing der Garten an zu blühen. Ich weiß, ich weiß (die Dinge laufen nicht, wie sie sollten).

Wir müssen aufpassen, was wir tun, es hat Fehler gegeben, etwas ist von vornherein schief gelaufen. Und die ganze Zeit, als blinder Passagier in meinen Gedanken, die trügerische Zuversicht, dass sich schon noch eine Lösung finden wird. Wir brauchen nur alles einmal systematisch durchzugehen. Wenn einem etwas abhanden gekommen ist, bedeutet das, dass man nicht mehr weiß, wo man es hingelegt hat. Also muss man gründlich suchen, auch dort, wo man nicht damit rechnet, etwas zu finden. Gerade dort. Und alles sofort wieder ordentlich wegräumen, sonst verliert man den Überblick. Wenn die Dinge nicht ihren festen Platz haben, ist das der Anfang vom Ende. Ehe man sich's versieht, zieht der ekelhafte Schmerz das Kleidchen mit den zahmen Tieren an und lässt absichtlich die kleinsten Söckchen herumliegen.

FEHLENDES WORT

Eine Frau, die ihren Mann begräbt, wird Witwe genannt, ein Mann, der ohne seine Frau zurückbleibt, Witwer. Ein Kind ohne Eltern ist eine Waise. Wie aber heißen Vater und Mutter eines gestorbenen Kindes?

DIE BOTEN

An dem Tag, als sich das Unheil an uns zu vollziehen begann (und sich vor unseren Augen wie eine Lilie entfaltete), fiel es uns schwer, die Boten zu verstehen.

Zunächst schien sich alles noch zu einer Anekdote fügen zu können. Sehr lange habe ich versucht, an der üblichen Pointe festzuhalten: Wie wir mit dem Schrecken davonkommen würden. Denn geht es nicht immer so? Wenn einem etwas zustößt, weiß man niemals, *was* einem zustößt. Man tappt im Dunkeln. Die Angst umgibt einen wie eine Mauer, man kann nicht über sie hinwegsehen. Was dahinter liegt, kennt man nur vom Hörensagen. Es besteht aus unerfahrenen Worten: Worten, die nicht wissen, wovon sie reden. Was wir also auch befürchteten, in unseren Gedanken war uns das gute Ende sicher. Das war vertrautes Gelände. Wir mussten nur eben mal durch etwas hindurch. Dahinter würde das gute alte gute Ende geduldig auf uns warten.

Deshalb konnten wir die Zeichen nicht gleich deuten. Wir sahen nicht, was anders war, und wenn wir es versehentlich doch sahen, achteten wir offenbar nicht darauf. Wie oft begegnet man dem Tod, ohne ihn zu sehen? Wie oft wird man gerettet, ohne es zu merken?

Es ist – im Nachhinein betrachtet – sonderbar, welch gewöhnlichen Verlauf alles nahm. Die Ahnungslosigkeit von Menschen unmittelbar vor der Katastrophe, die unbegreifliche Normalität, mit der Menschen ihrem Untergang entgegengehen. Offenbar gibt es, auch dann, kein anderes Leben als das alltägliche. Statt uns auf Schrecken vorzubereiten, überlegten wir, ob wir nachher noch Zeit haben würden, selbst zu kochen, oder uns etwas vom Chinesen holen sollten. »Nachher.« Unsere Zeit war noch auf zu Hause eingestellt.

Während das Krankenhaus geräuschlos all unsere Aufgaben übernahm, eine nach der anderen.

Die Hoffnungslosigkeit der Lage wollte uns nicht zu Bewusstsein kommen. Hoffnung ist ein zähes Ding. Man hackt es ab, und es wächst wieder nach. Etwas wird weggenommen, beendet, vernichtet, und genau an der Stelle treibt die Hoffnung wieder aus.

Wir, die wir unser Kind nicht mehr in den Armen halten durften, passten uns sofort an. Wir lernten Lippen zu lesen, Brauen, Finger. Sogar Rücken las ich und Schultern, ich las Schritte, Türen, Augenblicke der Stille. Später kamen noch die Apparate hinzu, immer mehr Apparate. Auch sie lernten wir zu lesen. Wir lernten Zahlen kennen und ihren Bezug zu Atem, Herzschlag, Blutdruck. Wir lernten, bestimmte Pieptöne zu ignorieren, und konnten die verschiedenen Infusionen und Sonden sicher auseinander halten. Sie versorgten uns mit Bedeutungen, den einzigen, die wir bekommen konnten. Alles wollten wir verstehen, an allen Fakten suchten wir Halt, gegen das Fallen. Ins unermessliche Nichts.

»Ich glaube, sie schläft jetzt schön ruhig«, sagtest du.

»Ja«, sagte ich.

Denn solange man es sagen konnte, solange konnte es wahr sein.

HOHES LIED

Ihre Geburt erlebten wir als Verliebtheit, alles war plötzlich aufgeladen, verzaubert durch das Wunder ihres Daseins. Die Welt, in der ich mich so lange richtungslos bewegt hatte, besaß auf einmal einen strahlenden Mittelpunkt. Es ist schade, dass das hohe C aus unserem Sprachgebrauch verschwunden ist, das himmelhohe Register, mit dem der Jubelnde frohlockend aufsteigt, während die am Boden Zurückbleibenden ihm staunend hinterherstarren. »Wie die Lilie unter den Dornen«, spreche ich nach, was in meiner Brust sang, »so ist sie unter den Töchtern. Führet mich in das Weinhaus, erquicket mich mit Äpfeln, denn ich bin krank vor Liebe.«

Sie ist alles, was uns gefehlt hat, sagten wir zueinander. Dabei wussten wir nicht einmal, wer sie war, dieses Lebewesen, das man an jenem Freitagabend um zwanzig nach acht aus dir herausgezogen hatte, glitschig und zappelnd.

Verliebtheit ist ein Stadium, das dem der Identität vorausgeht. So, wie man für sich selbst keinen Namen braucht (man »weiß«, wer man ist), so braucht auch die Geliebte keinen Namen. Ein Name würde sie nur unnötig einengen, sie ist einfach zu viel für einen einzigen Namen. Das Verlangen kostet lieber Kosewörter, Versuchslaute, die sofort ersetzt werden, wenn sie einem nicht mehr genügen. Nichts liegt fest, alles ist möglich. Hat man auch nur einen Moment nicht hingesehen, sieht sie schon wieder anders aus. Ein Verliebter müsste sich so vieles gleichzeitig merken, das kann unmöglich gelingen. Immer wieder ansehen, berühren. Wie ein Blinder das Gesicht mit den Fingerspitzen lesen. Immer in der Angst, irgendetwas zu verpassen, zu überspringen, zu vergessen.

Die erste Nacht, sie zwischen uns. Vollmondlicht durchs Dachfenster, die Kissen, die Laken, die Tapete, alles blau und silbern. Wie in jener ersten Nacht, als du bei mir bliebst und ich mein Glück nicht fassen konnte. Auch damals Vollmond: uraltes Zauberlicht, das auf See schon viele verirrte Schiffe gerettet hat. Und nun liegen wir hier mit diesem wundersamen Würmchen zwischen uns. Vorher hatten wir die Wohnung aufgeräumt, geputzt, anders aufgeteilt. Sachen gekauft. Wenn die Geliebte kommt, muss man vorbereitet sein. Jetzt aber, da sie hier liegt, in ihrem ersten Mondlicht, ihrem ersten Bett, ihrer ersten Welt, zählt nichts mehr. Alle so sorgfältig aufgebauten Bedeutungen fallen schlagartig in sich zusammen, wie Türmchen von Babel auf einem überarbeiteten Schreibtisch. Das letzte Wort wird immer ein erstes Wort sein.

Verschwindet die Verliebtheit, wenn die Person verschwindet? Wohin geht die Verliebtheit, wenn der tote Körper zu Asche verbrannt ist? Sie flüchtet sich in Gleichnisse. Der Körper wurde von der Erde fortgenommen, aber nicht alles, was an ihn erinnert.

»... Deine Augen sind wie die Teiche zu Hesbon am Tor Bathrabbims. Deine Nase ist wie der Turm auf dem Libanon, der gen Damaskus sieht, dein Haupt steht auf dir wie der Karmel ...« Wie – ja: wie, wie. Die Verliebtheit sucht eine Verkörperung, die sie nicht mehr finden kann.

Wie Verwandte einen neuen Sprössling auf Familienähnlichkeit hin analysieren, so versuche ich, ihre vernichtete Zukunft anhand von allem Möglichen zusammenzupuzzeln, das ich unterwegs an Mädchen beobachte.

Auch heute habe ich auf der Straße wieder Gestalten gesehen, die sie hätte annehmen können. Es gibt genug, was ihr passen würde. Gesten, Gesichter, Körper. Daran liegt es nicht. Ich sah ein kleines Mädchen hinten auf einem Fahrrad, das dem Rücken seiner Mutter lautlos all seine Geheimnisse zugrimassierte, zwei dreizehnjährige Freundinnen, eine dicke und eine hübsche, die in einem Hauseingang Zigaretten rauchten und wiehernd lachten, und eine dunkelhaarige Prinzessin von sechzehn, siebzehn, die in der Straßenbahn mit einem aufgeschlagenen Buch im Schoß gedankenverloren aus dem Fenster starrte. Beispiele, in denen sie potenziell vorhanden war.

Ein Mann kann verschiedene Frauen lieben, einer Mutter sind all ihre Kinder gleich lieb. Warum also kann sie, die selbst Asche ist, nicht Körpern anvertraut werden, die doch bloß streng genommen nie ihr eigener gewesen sind?

DAS WÄR'S ALSO

Es ist schwierig, den Augenblick zu bestimmen, in dem ich begriff, dass sie rettungslos verloren ging. Oder besser gesagt: wann ich mir einzugestehen wagte, dass ich es wusste. Denn eine bestimmte Art von Wissen fährt zuerst eine Zeit lang als blinder Passagier im Denken mit, still und heimlich, eine dunkle Gestalt, versteckt in einem der Rettungsboote auf dem oberen Deck. Man weiß es, mit dem ganzen Ahnungsvermögen, über das man verfügt, weiß man es, nur will man noch keine Gewissheit haben, wie bei einem Brief, den man noch nicht zu öffnen wagte. Und auch vor dem anderen will man es nicht wissen, man will es einander nicht antun.

Dann ist da noch etwas. Das sprachliche Problem, das Problem der Mitteilbarkeit. Man weiß es, aber man weiß nicht, wie man es ausdrücken soll. Vergebens tastet die Zunge den Gaumen ab. Alle Worte, die man vorfindet, scheinen erborgt, nicht anwendbar. Es gibt nichts »Vergleichbares«. Keine Beispiele zur Nachahmung.

Inzwischen spinnen die Gedanken einfach weiter an der Anekdote, die sie später zu hören bekommen wird: Wie Papa und Mama im Krankenhaus die ganze Nacht besorgt an ihrem Bettchen gestanden haben.

Unser Mädchen selbst ließ sich nichts anmerken. Sie hatte sich tief in ihrem Inneren verschanzt, suchte noch irgendwo in ihrem Körper Halt.

Die Besuchszeit war längst vorbei, wir waren als einzige Eltern zwischen den schlafenden Kindern zurückgeblieben. Die Nacht schlich sich in die Station, dämpfte die Geräusche, löschte die Lichter. Unbewachte Monitore produzierten pflichtschuldig Zahlenfolgen wie ein sinkendes Schiff Luftblasen.

Ich stehe an dem großen Fenster. Eine Gestalt, die hinausstarrt. Am Himmel kein Mond, bloß das Neonlicht von Straßenlampen und erleuchteten Bürogebäuden ist zu sehen. Die Wolken werden nur von unten beschienen. Dahinter Finsternis bis ans Ende der Zeiten. Hinter mir, so weiß ich, beugst du dich wieder einmal über sie, ziehst ihre Windel zurecht, legst einen Schlauch etwas anders hin, ein Kabel, einen Draht, der aus ihr herauskommt oder in sie hineinführt, streichst ihr ein unsichtbares Haar aus dem Gesicht. Ich presse die Stirn gegen die kühle Fensterscheibe. In der Tiefe das Gewimmel des Durchgangsverkehrs, der wie Blut durch die Stadt fließt: die Haupt- und Nebenstraßen ein Netz von Arterien, Venen und kleinen Gefäßen, das die Aufgabe hat, die Stadt bis in die entlegensten Winkel mit lebendigen Menschen zu versorgen.

Das wär's also, dachte es in mir. Das ist das Schlimmste, was mir zustoßen konnte, und jetzt geschieht es. Dort, hinter mir, stirbt jetzt unser Kind. Gleich ist sie für immer fort. Ich wusste es, aber ich fühlte es nicht. Ich fühlte gar nichts mehr.

Ein Stein war ich geworden, ich konnte nur noch brechen.

ODER LIEGT ES AN DER ÜBERSETZUNG?

Unser Leben ist zugeschlagen wie ein Buch, in dem wir eben noch entspannt gelesen hatten. Jetzt, da wir es wieder zur Hand nehmen, können wir die Seite nicht mehr finden, bis zu der wir gekommen waren. Auf gut Glück versuchen wir ein kleines Stück, aber das ist es nicht, wir erkennen nichts wieder, als wären wir in einem dieser russischen Romane gelandet, in denen jeder immer wieder andere Namen hat. Die Verwicklungen sagen uns nichts, nein, so weit waren wir bestimmt noch nicht. Aber auch beim Zurückblättern stoßen wir auf keine Stelle, von der wir sagen könnten: Ja, das kommt mir wieder bekannt vor.

Vielleicht haben wir das falsche Buch erwischt und müssen erst einmal herausfinden, was wir überhaupt gelesen haben.

Oder sehen wir unser Buch mit anderen Augen und kommt uns die ganze Geschichte nicht mehr glaubwürdig vor?

ZWEI TRÄUME

Du saßest in einem zweimotorigen Flugzeug, das über Texel kreiste, und sahst dir das Fallschirmspringen an. (Ich war wegen meiner Flugangst nicht mit eingestiegen.) Dir fiel auf, wie grün und bergig die Insel in der Tiefe war. Auf einmal tauchte unter euch ein großes Passagierflugzeug auf, ein dunkelblauer Airbus von einer Gesellschaft, die du nicht kanntest. Das Ungetüm war eindeutig vom Kurs abgekommen. Es versuchte ein Ausweichmanöver, um nicht mit euch zusammenzustoßen, und geriet dann aus dem Gleichgewicht, tauchte sogar mit einer Tragfläche in das Wasser eines Binnensees und bohrte sich anschließend in einen Berg (eine Düne?).

Du erschrakst furchtbar, so etwas Schreckliches hattest du noch nie gesehen. Du fürchtetest, es könnte eure Schuld gewesen sein, ihr könntet auf die Flugbahn der großen Maschine geraten sein. Aber nach Aussage des Piloten war das ausgeschlossen, denn solche Passagiermaschinen hätten gar keine Genehmigung, hier zu fliegen.

Auf der Pressekonferenz wurde so getan, als wäre eigentlich gar nichts passiert. Alle gaben sich plötzlich sehr vornehm, ungeheuer herablassend. Wenn neue Meldungen eintrafen, fiel sofort der Vorhang. Das Ganze spielte sich in einer alten Villa ab, überall standen Antiquitäten, diese typischen, immer wieder weitervererbten Familienbesitztümer. Allerlei stinkvornehme Damen liefen herum und taten so, als wüssten sie über alles genau Bescheid (obwohl sie nicht im Flugzeug gesessen hatten).

Das machte dich so wütend. Du hast dann angefangen zu schreien und mit dem Fuß aufzustampfen. Warum hatten sie ein Anrecht auf die Neuigkeiten, und du nicht? Wo du doch diejenige warst, die alles mit eigenen Augen gesehen hatte! Deine Stimme überschlug sich, als du diesen blöden Tussen klarmachtest, wie sich die Sache wirklich verhielt. Schließlich warst *du* Augenzeugin gewesen und nicht sie. Deine Wut verschaffte dir Erleichterung. Endlich konntest du alles aussprechen. Du regtest dich so auf, dass du davon aufwachtest.

Während ich im Zimmer stand und mit jemandem vom Literaturfonds telefonierte, sah ich durchs Fenster, dass ein kleines Segelflugzeug auf unserer Dachterrasse zu landen versuchte. Es stand sozusagen in der Luft, auf Zaunhöhe längsseits gekommen, ich konnte dem Flieger direkt ins Gesicht sehen. Er erwiderte meinen Blick frech und selbstbewusst.

Die Frau am anderen Ende der Leitung musste mich erst mit der zuständigen Person verbinden, was nicht zu klappen schien. Da ich sie, die Falsche, nun aber schon mal am Apparat hatte, sagte ich ihr, wie seltsam ich es fände, dass gerade ein kleines Segelflugzeug ohne jede Vorwarnung auf meiner Terrasse lande.

»Höchstens zwei mal zwei Meter sind das hier«, rief ich im Ton eines Radioreporters. »Und«, fügte ich bewundernd hinzu, »er hat noch keine Pflanze beschädigt, nicht ein Blatt.«

Mittlerweile saß der Flieger schon bei uns am Tisch, und ich musste für mich selbst erst einen Stuhl heranholen. Es berührte mich seltsam, wie anachronistisch er wirkte mit seiner Kürassieruniform aus dem Ersten Weltkrieg, der Fliegerbrille auf der Stirn und der Ledermütze mit Ohrenklappen. Der junge Mann selbst sah frisch und modern aus, ich hielt es nicht für ausgeschlossen, dass er seinen Charme an dir ausprobieren würde.

Weil ich nicht eifersüchtig wirken wollte, wagte ich dir nicht zu zeigen, dass mir die Anwesenheit dieses unerwarteten Gastes ganz und gar nicht passte.

Da fiel mir wieder ein, dass ich den Literaturfonds noch am Telefon hatte, und ich stand vom Tisch auf. Der Frau (ich musste sie kennen, aber ich kam einfach nicht auf ihren Namen) wollte ich in ironischem Ton erklären, wie verwirrend die häusliche Situation inzwischen geworden war, aber am anderen Ende hörte ich nur die eingemachte Stille eines vergessenen Telefons auf einem unbemannten Schreibtisch.

Ich wollte mir vor dem Flieger nicht anmerken lassen, dass man mich abgewimmelt hatte, darum tat ich so, als würde ich ganz zwanglos das Gespräch beenden. Mein Fehler dabei war, dass ich nicht ein einziges Wort des Abschieds sagte, so dass er mich durchschaute.

ANAMORPHOSE

Die Wahrheit als das Unverborgene, wie Heidegger sagt, als dasjenige, was man »auf einmal« sieht, obwohl es schon die ganze Zeit da gewesen ist. Nur dass man selbst es immer übersehen hat. Sehenden Auges blind für die *Unverborgenheit*. So, wie man in all dem Durcheinander auf der Anrichte die Schere übersieht (obwohl der Blick sie schon ein paarmal gestreift hat), weil man im falschen Kontext sucht.

Die Kontexte oder die vorausgesetzten Beziehungen zwischen Dingen verhindern oft, dass man die Dinge selbst sieht. Man kennt sie nur in einem bestimmten Zusammenhang. Wie man auf der Straße manchmal ein Gesicht nicht unterbringen kann, obwohl man sicher ist, es zu kennen. Es fehlt einem bloß die richtige Konstellation, es fehlt das Büro, das so ein Kopf ziert, oder der Ladentisch, der Schalter, die Kneipe.

So auch das Sterben. Verborgen in schützenden Konstellationen, sicher verwahrt in beruhigenden Kontexten, ruht es gewöhnlich sanft und in Frieden. Man sieht es nur, wo man es auch sehen soll: auf Friedhöfen, in Todesanzeigen und in Gedichten mit Reimen wie »wird nun das Fleisch verderben« und »ich muss die Haare färben«.

Auf einmal aber kommt es aus dem Verborgenen zum Vorschein. Hat seine Bedeckung abgelegt. Ist entdeckt. Und nun, da die Ladung nicht mehr von ihrer schützenden Hülle umgeben ist, versteht man nicht mehr, wie man es die ganze Zeit *nicht* sehen konnte. Auf einmal sieht man die Wahrheit überall, beim Metzger und beim Bäcker, im Park, selbst noch in den Augen der Menschen sieht man das Sterben geschehen.

Dann zeigt sich, dass sich das Sterben nicht um Reimwörter und Friedhöfe schert, ebenso wenig wie um andere Worte oder andere Orte. Wenn es drauf ankommt, hat all das nichts zu bedeuten. Keine Form, die sich leer genug machen könnte. Beim Sterben werden keine Grenzen gezogen, sie werden beseitigt. Keine Unterschiede mehr, sondern Einerlei. Gleich-Gültigkeit.

Alles, was ich gelernt habe, ist auf einen Schlag ungültig geworden. Erfahrung verfällt. Nichts, was ich für wichtig hielt, zählt noch. Meine Gefühle, auf Zimmertemperatur, sind der Kälte nicht gewachsen. Meine Hände, meine Arme lassen zu viele Schlupflöcher offen, als dass ich an meine Brust pressen könnte, was verloren geht. Es gibt nur noch Wörter, die mit Un- und Ent- anfangen, also Wörter, die sich von etwas zu lösen, die etwas *nicht* zu sagen versuchen.

Ich muss an den jüdischen Überlebenden Paul Antschel denken, der nach seiner Rückkehr aus der Menschenvernichtungsindustrie seinen Nachnamen umkehrte und zu Paul Celan wurde, weil er zuerst vom Leben zum Tod gegangen war und nun versuchte, den Rückweg vom Tod zum Leben zu finden. Aber von der anderen Seite gesehen, hatte nichts mehr Ähnlichkeit mit dem, was es sein sollte. Die Sprache, alles war durch das Geschehene nichts sagend geworden. Kein Wort hatte seine Bedeutung behalten. Alles, was er kannte, musste er leugnen. Die Worte mussten erst wieder Stück für Stück, Silbe für Silbe mit höchster Präzision im Schweigen angebracht werden.

Ihr Platz muss erst noch gefunden werden, sagt er mir. Er sagt: »Wo sie nie war, da wird sie immer bleiben.«

IDENTISCHE TÜREN

Aber vor allem fehlt uns die Welt, an die wir ohne sie nicht heranreichen: jene verlorene Unendlichkeit, in der alles noch seine Göttlichkeit besitzt und noch nichts seine feste Form angenommen hat. Wir brauchten sie, um dort hinzugelangen. Wir brauchten sie, um es glauben zu können, um glauben zu können, dass Leben nur einen Anfang hat: Fenster, Türen fliegen auf, man schwankt ins Sonnenlicht, um einen herum entsteht eine Straße, auf der dann Autos zu fahren beginnen, wo man auch hinkommt, fangen Blumen an zu blühen, grüßen auf einmal Leute. Wo immer man hinzeigt, zeichnen sich vor den Fingerspitzen Formen ab, so wunderbar, dass man völlig vergisst, ihre Namen zu kennen. Und hinter einem wird das Ganze wieder sorgfältig zusammengerollt und eingepackt und aufbewahrt, so dass es auch beim nächsten Mal wieder so gut wie neu sein wird.

Mädchen, was soll nur aus der Welt werden, jetzt, wo du nicht mehr bist? Nichts wacht mehr auf, denn du kommst nicht mehr. Es ist schon wieder so weit, dass die Dinge ständig einnicken, wie früher, in sich gekehrte Dinge, um die wir vorsichtig herumgehen, damit sie nicht gestört werden.

Doch, ich weiß noch genau, wo du bist. Ich kann dich noch *spüren*, dein warmes Köpfchen in meiner

Handfläche, deinen fröstelnden Leib auf meinem Unterarm, deine winzige Faust, die meinen kleinen Finger umklammert. Mein Püppchen, ich weiß noch genau, wie ich zu dir komme. Und wie schnell das geht! Ich stürme die Treppe hinauf, gehe im Flur das letzte Stück vor dem Schlafzimmer leise, auf Socken, um euch bloß nicht aus dem Schlaf zu reißen.

Nur – wenn ich dann den Kopf zur Tür hineinstecke, stimmt gar nichts mehr. Jedes Mal, wenn ich ins Schlafzimmer gehe, betrete ich das falsche. Beim letzten Mal habe ich offenbar geistesabwesend eine Tür hinter mir zugeschlagen, und jetzt kann ich, verirrt zwischen lauter identischen Türen, die richtige nicht mehr finden. *Weil ich sie nur von innen kenne.* Alle Zimmer, die ich betrete, sind andere Zimmer geworden, wenn sie auch unseren täuschend ähnlich sehen. Aber das Licht ist anders, wenn man genauer hinsieht. Matter, grauer. Auf allem eine zusätzliche Schicht. Unsere Wohnung ist zu einer fremden Wohnung geworden, und auch wir selbst sind Fremde im eigenen Leben.

Das Glück ist *so* nah, ich kann es gleichsam mit Händen greifen. Wenn ich mich vorbeuge, um es zu berühren, stoße ich mir den Kopf an der dicken Glasscheibe, so nah also.

Es ist alles noch da. Die Babykleider, der Laufstall, die Wiege. Für alle Fälle. Für den Fall, dass doch alles auf einem Irrtum beruht.

Einen Toten muss man jederzeit empfangen können, das ist bekannt. Mein Vater zum Beispiel hat seinem eigenen Todesfall noch sehr lange keinerlei Beachtung geschenkt. Auch nach seinem Begräbnis kam er wie gewohnt nach Hause. Er ließ ein Gedeck für sich auflegen, empfing seine Post weiterhin unter der alten Adresse. Das Auto (er war der Einzige von uns, der fahren konnte) hatte er auf seinem angestammten Platz geparkt. Sein Regenmantel hing an der Garderobe, sein Hut lag auf der Hutablage. Regelmäßig knarrte unter seinen Schritten die Treppe, das Parkett, knirschte der Kies vor dem Haus, regelmäßig zog er – oben, draußen – Türen hinter sich zu. Und wenn man aufstand, um nachzusehen, wo er blieb, konnte man im Flur noch seinen Tabakrauch riechen: als ob er mal eben kurz rausgegangen wäre und gleich zurückkäme. Ich musste hin und wieder die Todesanzeige hervorholen, um zu glauben, dass er wirklich tot war.

Inzwischen wohnen andere Leute in unserem alten Haus, dort wird also nicht mehr auf ihn gewartet. Alle zogen in neue Wohnungen, begannen neue Leben, ließen meinen Vater im vorigen zurück, im überholten, vergangenen. Von einem Tag auf den anderen wurde nicht mehr für ihn gedeckt, kam keine Post mehr für ihn, waren seine Mäntel und Hüte von der Garderobe verschwunden, hörte man seine Schritte nicht mehr und stand niemand mehr auf, um nachzusehen, wo er blieb. Da war er offenbar tot, ohne dass jemand genau hätte angeben können, wann es passiert war.

Die Zeit heilt, sagt man. Richtig müsste es aber heißen: die Zeit wiederholt. Es ist eine Wiederholungsübung. Man wiederholt etwas so lange, bis man vergessen hat, wie es am Anfang gewesen ist.

Deshalb durfte Orpheus sich nicht umsehen. Dadurch, dass er sie abermals sah, wiederholte er sie. Und so löschte er sie aus.

WER BIST DU?

Du hast dich aus der Welt zurückgezogen und wieder uns anvertraut. Was du liegen gelassen hast, ist eine Zukunft, die niemandem mehr zukommt, ein unbemanntes Leben, das immer sein wird, ohne je eine Spur zu hinterlassen. Spurlos vorhanden. Die Welt besteht auf einmal aus Orten, an denen du nicht bist, die Zeit aus Augenblicken ohne dich. »Nirgends, Geliebte, wird Welt sein, als innen«, ahnte Rilke in der siebten seiner *Duineser Elegien*, in hoch gelegener Abgeschiedenheit, mit dem Tod ringsum in allen Fenstern. Unsere Welt ist Innenwelt geworden. Dort bewahren wir, was außen keine Daseinsberechtigung mehr hat. Immer mehr von dem, was wir suchen, ist nur noch in unseren Gedanken aufzuspüren, nicht mehr in der Welt um uns herum.

Du bist zu reiner Erfindung geworden. Aber bist du es? In jedem Zimmer schreit die Stille, dass du noch da bist, die Leere verbirgt dich an jedem freien Platz. »And where you are is where you are not«, sagt T. S. Eliot irgendwo, ich finde die Stelle nicht mehr. Das alte mystische Paradox. Du bist nirgends, weil du überall bist. Aber bist du es? Oder haben wir nur der allgegenwärtigen Abwesenheit deinen Namen gegeben?

Das Leben eines Kindes ist das Fantasiegebilde seiner Eltern. Sie zeugen ihr Kind nicht nur, sie denken es sich auch aus.

Ich selbst wurde in einer kleinen Zeit ausgedacht, in der man die sichere Befürchtung hegte, dass alles nur noch schlimmer werden konnte. Meine ganze Jugend über war ich damit beschäftigt, mich aus den Gedanken meiner Eltern zu befreien. Nicht zu diesem Gemeinplatz zu werden, den sie sich ausgedacht hatten.

Später merkt man, dass auch die anderen, angeblich selbst gewählten Leben Erfindungen sind – doch wessen Erfindungen? Wie viele widerliche Kerle sind unbemerkt in mich hineingeschlüpft? Man lebt in einem pornographischen Universum, in dem andere zuvor erdacht haben, was man für sein eigenes Leben hält. Niemals ist man irgendwo der Erste und Einzige. Alles wurde schon vorher getan, gesehen, erlebt. Man ist nur da, um alles noch einmal nachzumachen, noch einmal zu wiederholen. Man weiß schon gar nicht mehr, was es bedeutet, der Erste und Einzige zu sein, denn wenn man einmal irgendwo der Erste und Einzige ist, in einem Restaurant zum Beispiel, traut man der Sache nicht. Und in der Liebe? Sich beneidet zu wissen, lässt erlöschende Begierde von neuem aufglühen wie Kohle. Keine Frau geht gerne neben einem Mann, den andere nicht bemerken. Und kein Mann, der seine Frau nicht gern wie eine fremde Frau sähe, das heißt als eine, die er anderen vor der Nase wegschnappen möchte, um sie zu besitzen. Immer und ewig diese verdammten anderen. Wenn man überhaupt einmal allein ist, dann am liebsten auf vorgeschriebene und schon vorgemachte Weise: wie der Sänger es in seinem Liedchen lehrt, wie der Filmstar es auf der Leinwand vormacht. Nein, sogar die so genannte Einsamkeit ist abgeschaut.

Das Eigene ist ein Modell, ein Konzept, ein Entwurf. Etwas, das man auf Verlangen vorzeigen kann. Deshalb wünscht man sich verschiedene Leben, denn wenn es etwas gibt, das man *nicht* sein will, dann ist das man selbst. Man will sich ständig verändern, und das bedeutet: einen anderen aus sich machen. Jemand anders werden, so dass man selbst nicht zu existieren braucht.

Du, mein kleiner Liebling, warst der beste andere, den ich mir nur wünschen konnte. Ich brauchte nicht mehr mich selbst zu erfinden, ich hatte dich. Für dich lagen die schönsten Leben bereit. Ich hatte sie eigenhändig für dich zurechtgelegt, in der Hoffnung, dass sie dir später passen würden. Ich war dein Vater, ich konnte nicht anders, ich musste dich einfach erfinden. Ich erfinde dich noch immer, ich kann nicht anders, kann doch nicht auf einmal *nicht* an dich denken? Ich denke an dich: Ich erdenke dich. Cogito ergo es. Du bist zu jung geblieben, um mir jemals weglaufen zu können und dich selbst zu entwerfen. Nie wirst du eine andere sein, nie wirst du dich aus meinen Gedanken befreien können. Ich weiß dich für immer hier, in den Kulissen unseres Familientheaters. Während sich auf der Bühne der Vorhang hebt und das Publikum im dunklen Saal den Atem anhält, stehst du bereit. Stehst für immer bereit. Auch wenn das Publikum schon nach Hause gegangen ist und die Lichter gelöscht sind, stehst du noch bereit.

FRÜHERE LEBEN

Wie oft habe ich nicht schon neu angefangen? Die Entdeckung eines grundlegenden Fehlers, die dann eine Korrektur des gesamten Entwurfs notwendig macht. Jedes Mal zeigt sich, dass das von mir entwickelte Leben auf überholten Voraussetzungen beruht; der Glaube (an die eigenen Fähigkeiten, an ein gutes Ende und so weiter) muss immer erst wiedergefunden werden. Wo kann ich ihn finden? Wo habe ich, wo haben die, die ich gewesen bin, ihn bisher gefunden?

Im Neubeginn. Im Neuerfinden des Lebens. Im neuerlichen Versuch, die mir ständig entgleitenden Erfahrungen in einem Netz aus Bedeutungen zu fangen. Im Verknüpfen der Dinge, bis ein Netz, ein Zusammenhang entsteht.

All meine anderen Leben – was habe ich mit ihnen gemacht? Einige sorgfältig verwahrt, andere wütend in kleine Stücke zerrissen, wieder andere irgendwo liegen gelassen und die meisten nach Jahren beim Hausputz in handlichen Bündeln zum Müll gegeben. (Manchmal sehe ich jetzt jemand anders damit herumlaufen, mit einem dieser ausrangierten Leben.)

Sicher bin ich auch ein Mann, ein Junge, ein junger Mann gewesen, der nie im Leben Kinder wollte, der die Familie als Gefängnis betrachtete und nicht verstand, dass jemand sein Leben »teilte« (durch zwei Personen, durch drei, durch vier, bis kaum etwas davon übrig blieb). Es war die Art von Zynismus, die der Erfahrung davonläuft, ein unbändiger Negativismus, der seine Verneinungen braucht, um sich vor der Flut der Wahlmöglichkeiten schützen zu können. Woher sollte ich wissen, wie es sein würde, ein Kind zu haben? Sehr lange habe ich mich an meine so genannte Freiheit geklammert, die Freiheit, unter allen Umständen am Anfang stehen zu bleiben und den Eindruck zu bewahren, dass mir noch alle Wege offen stünden.

Derartige Überlegungen sind mir vollkommen fremd geworden. Ich hatte das Leben in der Hand, aber jetzt bin ich ihm in die Hände gefallen. Ich leugnete den Tod, jetzt bin ich bei ihm zu Hause. Ich weiß dann demnächst, wo ich hinmuss: Ich war schon mal da.

Und nun?

Ja, was nun?

ZUKUNFT

Trotzdem bewahre ich mir die alten Zukunftspläne. Wie ein dickköpfiger Bauer in einer mit Gummiband umwickelten Zigarrenkiste wertlos gewordene Geldscheine aufbewahrt: weil sie nun mal seine Vorstellung von Reichtum besser ausdrücken als die neue Währung.

SOMMERNACHT

Bis tief in die feuchtkalt gewordene Sommernacht bleiben wir sitzen, das Lokal ist schon geschlossen, die Terrasse unter den Platanen aufgeräumt. Bis auf unseren Tisch. Unsere Worte halten uns zusammen. Wir wissen, außerhalb von uns, in der Dunkelheit, schweigt das Weltall düster vor sich hin. Was machen wir noch hier, hätten wir nicht längst verschwinden sollen? Und doch sind wir noch da. Und solange wir reden, hören wir die Stille nicht. In dem, was wir sagen, brennen noch die Lampen, schimmern noch die Gläser, laufen die Kellner noch hin und her.

Wenn wir unsere Worte nicht hätten, würden wir in die Nacht hinauswirbeln, uns im Weltall auflösen. Aber solange wir weiter nachdenken können, hier auf dieser verschwundenen Terrasse, auf dieser trockengefallenen Sandbank im Meer verbrauchter Zeit, solange wir noch die Nachtfalter zu hören glauben, wie sie die Außenlampe umschwirren, solange wir drinnen hinter der Bar die Gläser sozusagen noch geschäftig klirren hören können, solange sich die letzten Verliebten ein paar Tische weiter, soweit wir wissen, noch ihre kussförmigen Geständnisse zuflüstern, solange unsere Worte noch ihre Sätze finden, sitzen wir hier gut.

In unseren Gedanken ist noch reichlich Zeit. Wir haben das meiste immer vor uns hergeschoben, haben es kaum angetastet, den größten Teil zurückgehalten, um einen Puffer zwischen uns und dem Ende zu haben. Für unser Empfinden stehen wir gerade erst am Beginn.

Irgendwie erleben wir diesen Abend gar nicht, sondern sehnen uns nur nach ihm. Sehnen uns nach etwas, das wir schon wieder verlieren. Immer mehr Stille schlüpft zwischen unsere Worte. Stille, Dunkelheit, Leere. Und natürlich, dann passiert, wovor wir Angst hatten: Der Augenblick zerspringt in Scherben.

Wir brechen auf und verschwinden zu Fuß im Weltall.

DIE GEBURT EINES VATERS

Ein Kind wird nicht so sehr geboren, es erscheint einem. Es wird einem buchstäblich offenbart. Erst jetzt, da ein anderer sich anschickte, mich von mir zu übernehmen, *sah* ich die Welt, in der ich so lange wie ein Blinder umhergetappt war. Auf einmal wusste ich, was ich hier sollte, ich hatte etwas Kleines und Liebes am Leben zu erhalten, und mich befiel ein unstillbares Verlangen nach diesen unbeschwert fröhlichen Liedchen, die wie Fenster sind, die man an einem sonnigen Morgen öffnet.

An jenen ersten Tagen war ich geradezu versessen auf einen Soundtrack für meine ungelenkte Euphorie, ich kam mir vor wie ein Schauspieler in einem Film, der vor einem Menschenalter gedreht wurde. In Paris, in New York, in all den imaginären Kinostädten passiert es immer schlicht und einfach auf der Straße, dass sich das Glück endlich zeigt: Die Menge entfaltet sich wie eine Blüte, alle machen sich bereitwillig zu Statisten, damit das Glückskind freie Bahn hat.

Es passierte mir tatsächlich, ich sah es beim Einkaufen in der Schaufensterscheibe von Hunkemöller Underwear, auf die ich als Hauptdarsteller im Vorbeigehen projiziert wurde. Immer hatten mir die Leute im Weg gestanden, und jetzt machten alle Platz. Es war wirklich wahr, ich konnte mein Glück nicht fassen. Alle lachten und applaudierten, alle freuten sich für mich. Sie alle waren Schemen, ich war als Einziger wirklich.

Im Free Record Shop, wo die Verkäuferinnen bis zur völligen Empfindungslosigkeit Kaugummi kauen, stellte ich meine mit familientypischen Einkäufen gefüllten Taschen auf den Boden und machte mich auf die Suche nach Musik für den Film, in dem ich gelandet war.

Ich wusste zwar nicht, was ich suchte, aber ich wusste genau, was ich wollte: Es sollte Musik sein, die im Spielen entstand, keine »perfekte Wiedergabe« oder »hervorragende Interpretation«. Musik, die sich an sich selbst gewöhnen, die sich erst noch kennen lernen musste. Auch im Hören wollte ich entstehen, statt nur mal zu kontrollieren, ob alles stimmt.

Die Kaugummi kauenden Verkäuferinnen legten die CDs, die ich aus verschiedenen Fächern zusammengesucht hatte, mit einer gewissen Verachtung ein, zunächst war alles nicht so ganz mein Fall, der Kopfhörer stank noch nach anderer Leute Ohren. Aber nichts konnte verhindern, dass bei *Charlie Parker with Strings*, Nummer 2, »Everything Happens To Me«, die ganze Welt zu funkeln begann, dank des Diamanten, der als Träne getarnt in meinem Auge erschien. Parker machte Durchzug und blies die bösen Geister einen nach dem anderen aus dem Haus. Die Streicher des routinierten Showorchesters versuchten das Ganze noch glatt zu bügeln, aber der Altsaxophonist kannte kein Pardon, er scheuchte sie auf und trieb sie bis in die entferntesten Winkel. Und durch die offenen Fenster atmete New York, wo sich alles wirklich ereignete. Da stand ich nun mit meinen Einkäufen zwischen den Beinen und musste mich am Ladentisch festhalten. Ich war mir sicher, dass ich mich an diese Nummer erinnerte, denn am klarsten erinnert man sich an ein Früher, das man gar nicht gekannt hat.

Endlich hatte ich mit dem Anfang angefangen, sagte mir Parker. *Mann, du hast gesehen, wie dein Kind geboren wurde, näher kannst du nicht rankommen.* Und wirklich, es war, als wäre ich selbst soeben geboren worden. Doch dies war mehr als ich, es war mein Kind. Was ich gekannt hatte, war ausgelöscht, ich erkannte nichts mehr wieder. Alles wurde neu. Endlich hielt ich die Welt in Händen.

SALOMONSSIEGEL

Wenn noch etwas da ist, hält es sich im Schatten auf, an Stellen, wo das Licht (und damit das Auge) gerade nicht mehr hinreicht.

Kein Himmel, sondern Erde. Kein Engelchen, sondern ein Schattenkind. Eine Lilie unter den Blumen.

STILL SEIN

Das Telefon klingelt, die ganze Zeit klingelt das Telefon. Wir nehmen nicht ab. Es gibt niemanden, der uns sagen könnte, was wir hören wollen. Uns fehlen vorerst Worte, um uns zu verteidigen, wir wissen vorerst nicht, wer wir sein werden.

Man fragt uns dauernd nach unseren Gefühlen, aber wir haben nichts vorzuweisen. Wir finden nur Worte, die wir nicht aussprechen wollen. Sie schmecken nach anderer Leute Mund. Je mehr geredet wird, desto höher stapeln sich die Missverständnisse. Wir kommen da nicht mehr raus, wir sitzen in der Falle, die falschen Worte ersticken uns.

Wir schweigen uns ein Loch in die Wortmauer, durch das wir atmen können.

Das Feuer, das ihren kleinen zurückgelassenen Körper vernichtet hat, brennt in mir weiter. Es versengt mich hinter den Augen. Unsterblich wähne ich mich, denn ich bin soeben gestorben, und doch stehe ich noch hier. Jetzt, da mir das Liebste genommen wurde, bin ich unverwundbar. Ich habe kein Gefühl mehr in den Fäusten.

Es ist einfacher, die Menschen zu hassen, als mit ihnen leben zu müssen. Wenn es so ist, dass manchmal die Falschen sterben, dann folgt daraus, dass an ihrer Stelle andere hätten tot sein sollen. Sehr viele, wenn nicht die meisten Lebenden sind uns unerträglich geworden. In unserem Beisein die Zeit totzuschlagen, vor unseren Augen das Leben zu vertun! Aber verrecken? Von wegen! All diese Leute, die sich ihrer Sache so verdammt sicher sind, die leben, als würden sie die Antworten kennen. Sie sehen zu müssen, sie hören, riechen zu müssen.

Wir wissen, dass wir auf einer kleinen Insel in einem Ozean von Menschen leben, die uns bedrohen. Die uns mit ihrer Gleichgültigkeit treffen wollen, mit ihrer Grobheit und mit all dem anderen, das ihrer Selbstzufriedenheit entspringt, ihrer Art, alle Unterschiede zu leugnen, sich die Herrschaft über jeden anzumaßen, der nicht ist wie sie. Dieses rohe Völkchen hat uns angegriffen und besiegt, als wir einen Moment lang ohne Haut waren, schutzlos, wehrlos wie ein Baby. Es hat uns durch seine unübersehbare Anwesenheit gedemütigt, um die wir nicht gebeten hatten. Aber jetzt kümmert uns das nicht mehr. Es kann ja nun doch nie wieder gut werden.

Der Schmerz geht heute bewaffnet durch die Straßen. Wenn ich mich nähere, weichen die Menschen wie furchtsame Schafe, denn es werden keine Unterschiede gemacht.

CASA NEL BOSCO

Um von etwas loszukommen oder um etwas wiederzufinden, sind wir ins Auto gestiegen und tagelang Richtung Süden gefahren. Unsere Route war nirgendwo ausgeschildert, wir fuhren weiter, bis die Straßen erst zu unbefestigten Wegen wurden und schließlich endeten.

Dort, jenseits der bewohnten Welt, sind wir geblieben. Wir verbargen uns in einem dunklen Wald im Hügelland. Ich glaubte ihn von früher zu kennen. Nur dass er nicht älter geworden war. Weil ich selbst mich aber verändert hatte, erkannte ich längst nicht alles wieder. Wodurch prägt sich ein Wald dem Gedächtnis ein? Mit Sicherheit nicht durch die einzelnen Bäume. Eher durch das Knacken von Zweigen unter den Schuhen, durch den Geruch von Humus, das Weghuschen von Eidechsen über den steinigen Pfad, der den Hügel hinaufführt.

Unser Unterschlupf war ein provisorisches Jagdhaus, in dem noch der Geruch von Holzfeuer und vom Blut ausgeweideter Tiere hing.

Während der ersten Tage in dieser Abgeschiedenheit sprang mich die Angst vor Menschen an, vor geisteskranken Killern, die dich vergewaltigen und anschließend uns beide mit Wellenschliffmessern aufschlitzen würden, um in mangelhafter Rechtschreibung ihren anonymen Hass in uns einzuritzen. Mit gespitzten Ohren, die Augen weit aufgerissen, horchte ich nachts zwischen meinen Decken auf das Rascheln, das Schnaufen, mit dem das Dunkel sich bemerkbar machte.

Wilde Tiere. Hoffte ich.

Jeden Morgen im ersten Licht (während du noch schliefst und von uns dreien träumtest, als würde diese Zeit erst noch kommen) schlich ich mich aus dem Haus, ins beginnende Blau. Das Licht des neuen Tages musste aus der Tiefe aufsteigen, es reichte noch nicht über die Hügel herüber. Auf alles legte es einen kaltstählernen Glanz, es war, als sähe ich die Blätter, die Luft gespiegelt in stillen Regenpfützen.

Im gefallenen Laub hockend, untersuchte ich die Spuren. Wildschweine, ein Fuchs. Das wusste ich, weil ich sie von klein auf kannte. Sogar mein Vater hatte sie noch gekannt. Er hatte sie mir damals gezeigt.

Als ich losging, raschelte der Wald unaufhörlich. Wenn ich stehen blieb, um zu sehen, was ich hörte, hielten auch die Tiere den Atem an. Bis sie mich vergaßen und auf einmal wieder da waren. Ich spähte ins Unterholz, aber mein Blick drang kaum durch das dichte Gezweig.

Allmählich begann sich der Wald vor mir zu öffnen, schrittweise wagte ich mich tiefer hinein. Ich ging nicht irgendwohin, ich kehrte irgendwohin zurück.

Hinter mir schloss sich das Fremde, als würden Zweige im Zurückfedern den Weg wieder auslöschen.

Ich ging und ging, meine Füße hatten mich fast schon vergessen. Unterwegs vom Unaussprechlichen zum Sprachlosen. Ich fand mich in der Welt vor dem Verlust wieder, als alles noch bevorstand. Ich erlebte meine Rückkehr in die Wälder, die ich vor so langer Zeit verlassen hatte. Etwas wurde wiederhergestellt, ein Durchschlupf wurde gefunden. Ein Ausweg, ein Weg hinaus. Das heißt zu dem, was außerhalb meiner selbst ist, denn das Selbst ist die Schranke, mit der man sich vom großen Ganzen abschließt.

Die wiedererlangte Vertrautheit mit Leben, das nicht persönlich ist: Bäume, Käfer, Nattern, Röhrlinge. Eine lauwarme Kröte in der hohlen Hand, Rinde, die man von einem Kiefernast kratzt wie Schorf von einer Wunde. Das Parfüm von Nadeln, Moos, Schimmel. Boden, Stein, Sand. Füße, Finger. Ich betastete den Wald, als wäre ich er. Meine Fingerspitzen waren zu den Fingerspitzen des Waldes geworden, mit denen er seine eigene Oberfläche befühlte.

Wenig später erwartete mich auf einer Lichtung ein Hirsch. Er stand stiller als die Bäume ringsum, sein Geweih das einzige Geäst, das nicht vom Atem des Morgens bewegt wurde. Auch ich versuchte einem Baum zu gleichen, um den Bann nicht zu brechen. So standen wir uns gegenüber, einen Augenblick Ewigkeit. Der Hirsch sah mich mit taufeuchten Augen an, und ich erwiderte seinen Blick. Vertraue mir, sagten meine Augen: Meine Hände, meine Füße, alles gehört zu diesem Wald.

Doch der Hirsch glaubte mir nicht. Obwohl ich unbedingt an das sprachlos machende Tier glaubte, löste es erschrocken den Zauber, sprang fort, unerreichbar, zurück in seine Abwesenheit, und ließ mich allein.

Ich wollte etwas rufen, aber ich wusste nicht, was, meine Sprache ließ mich im Stich.

Mir blieb nichts anderes übrig, als weiterzugehen, tiefer in den Wald hinein.

Ich musste wieder sprechen lernen, und am besten fing ich mit den Tieren an.

ETRUSKISCH

Die Tage stürzen wie Jahrhunderte auf sie herab, begraben sie unter dem Sand vergangener Reiche, toter Sprachen, machen sie unentzifferbar. Wir gehen durch ihr posthumes Leben wie über eine etruskische Ausgrabungsstätte, wo man einige Brocken mit Kreide markiert und den Rest der Steine und den Sand an den Rand gekehrt hat. Tasten nach Spuren eines größeren Ganzen, das es nicht mehr gibt, das es nie gegeben hat, in einer Landschaft, die in Schlaf gesunken ist.

So vieles ist ungeschehen geblieben, so vieles hat es nicht gegeben. Wie hätte ihr Etruskisch geklungen? Wie ihre Stimme? Wo ist der Schnee, der nie gefallen ist? Ein Palast oder etwas anderes Triviales kann zur Not wieder aufgebaut werden, aber wer rekonstruiert den Kuss eines Mädchens, das nie geküsst hat? Wer gräbt ihren Duft aus, ihr Lachen? Jeder Versuch einer Rekonstruktion führt zu etwas, das es nicht gegeben hat. Je krampfhafter wir uns bemühen, sie zu kennen, desto fremder wird sie.

Jeder Rückweg ist ein Weg, der uns fortführt, zu Orten, die neu für uns sind. Alles hinter uns ist aufgegeben und verlassen. Verfallen, zerstört, verschwunden. Hinter unseren Fersen klafft die Schlucht. Es hat uns in eine Welt verschlagen, die niemals ihre gewesen ist und niemals unsere sein wird. Jede Scherbe, jede Kerbe, die wir einzuordnen versuchen, entfernt uns weiter von ihr. Zerbricht sie, die ganz war, in immer kleinere Stücke.

Wenn wir nicht aufpassen, hat es sie bald nie gegeben.

PIETÀ

Als wir zwei allein zurückblieben, zwischen den Horden von Lebenden, die uns alle zusammen fremder waren als eine einzige Tote, da habe ich eben die Fläschchen Milch getrunken, die du noch übrig hattest. Es blieb keine andere Wahl. Dein Körper wollte von nichts wissen, er dachte nicht daran aufzuhören, denn er hatte noch genug Leben für euch beide. Ich trank die geweihte Flüssigkeit in kleinen Schlückchen, während du dich des kleinen Körpers erbarmtest, der leeren Hülle.

Du bliebst Mutter bis in die Fingerspitzen, mit wissenden Händen pflegtest du das Überbleibsel in dem zerbeulten stählernen Krankenbett: eine Puppe, die gewaschen und angezogen und gekämmt werden musste, weil wir spielten, sie wäre lebendig. Die Haut so echt, der kleine Leib sogar fast lauwarm: nicht zu begreifen, dass etwas so Vollkommenes nicht funktionieren sollte. Alles gingst du durch, eins nach dem anderen: Du zähltest die Fingerchen (mit den winzigen Nägeln), die Zehen (idem), befühltest ihre Ohrmuscheln, ihr Näschen, alles war zur Kontrolle ein Mal zu berühren. Der Körper, der so durch und durch vertraut gewesen war, musste jetzt auswendig gelernt werden.

Du wuschest sie, legtest ihr eine frische Windel an, bürstetest sanft ihre Löckchen. (So schön, sah ich dich denken, kaum vorstellbar, dass dieses Kind von Menschen gemacht sein soll.) Du machtest sie bereit, denn sie ging nun ohne uns fort, zum ersten Mal sollte sie allein auf Reisen, ja, jetzt gleich schon würde man sie holen. Du wuschest sie, öltest ihre Haut, zogst ihr saubere Sachen an, bis alles fertig war und dir nichts mehr zu tun blieb.

Und plötzlich waren deine Arme so leer, da hast du den kleinen Leichnam hochgehoben und an dich gedrückt, und so wiegtest du dich selbst zur Ruhe.

Währenddessen lernte ich, neben dem kalten, knitterlosen Bettchen sitzend, endlich den Geschmack von Muttermilch kennen. Mandeln, stellte ich fest, und dann noch etwas Schafiges. Bedächtig schluckte ich die Substanz hinunter. Als nähme ich Medizin ein und hoffte, die dazu passende Krankheit zu haben.

Willst du es, das Baby, die kleine Tote, das tote Baby? Willst du es jetzt mal halten, fragtest du. Es ist so schwer, es ist so schwer zu tragen. Nein, das sagtest du nicht. Du fragtest: Willst du unser Kleines jetzt mal halten? Unser Mädchen, sagtest du. Willst du unser kleines Mädchen mal halten? Jetzt geht es noch, gleich kommt die Visite, jetzt sind wir noch zusammen.

IHR NAME

Der Name Isa Thomése bleibt für immer offen. Hinter ihm kein Punkt, sondern ein Fragezeichen. Elisa Makira Thomése. Ein Päckchen, das nicht abgeholt wird, ein unzustellbarer Brief, eine Forderung, die für verfallen erklärt wurde.

Ich denke an das unsichere Ausprobieren, das »Ausdenken« von Namen zurück. Nichts passte, nichts war gut genug. Alles, was uns einfiel, erschien uns lächerlich. Manchmal wagten wir es nicht einmal auszusprechen, dann kritzelten wir unseren Vorschlag auf die Rückseite eines aufgerissenen Briefumschlags. Naaaain. Wir schüttelten die Köpfe. Sie war noch nicht einmal auf der Welt, wie konnten wir da schon festlegen, dass sie so und nicht anders heißen sollte?

Aus den Jahren der zerlesenen Kinderbücher erinnerte ich mich an Völker, bei denen die jungen Prinzen in tapferem Kampf ihre Anonymität besiegen mussten und sich auf diese Weise ihren Namen erwarben.

Ihr Name, lernte ich daraus, war etwas für später. Wie wir sie vorläufig zu nennen hatten, wurde uns im Schlaf von einem tausendsprachigen Engel diktiert. Gebieterisch, ohne ein Wort der Erklärung. Ich schrieb es auf und gab es an die zuständigen Instanzen weiter. Wenn ihre Zeit käme, würde sie ihn selbst als richtig erweisen müssen.

Doch jetzt, da »später« angebrochen ist und ihre Zeit nie mehr kommen wird, ist da noch immer dieser vorläufige, offen stehende Name.

Es ist der leere Stuhl an unserem Tisch. Es ist der Kleiderhaken in der Schule, an dem kein Wintermäntelchen hängen wird. Es ist der Geburtstag, den man nicht feiern kann. Es ist der kleine Platz an der nächsten Straßenecke, wo die Kinder sich treffen und keines vermisst wird. Der Zoo, wo alle Tiere vergeblich warten, der Eismann im Park. Der Park selbst, in dem das Licht durchs Laub fällt, das Licht, in dem nun niemand läuft. Es sind die roten Schühchen im Schaufenster, sagst du, es ist das Rad, mit dem nun ein anderes Kind fährt, sage ich. Es sind die Familienfotos, die am Strand geknipst werden, im Garten, beim weihnachtlichen Festessen und so weiter, Fotos, auf denen »alle« zu sehen sind.

Es gibt so vieles dieser Art, und noch so viel mehr (wie viel, weiß ich noch nicht: Das Fehlen hat gerade erst angefangen), und all das wird ihr ganzes ungelebtes Leben lang in Erwartung bleiben müssen. – Ja, sie ist tot, aber müssen die Dinge uns das nun immer und immer wieder erzählen?

PANIK

Der Geruch frischer Bettwäsche, das Schlafzimmerfenster offen. Ein neuer Tag.

Das Sonnenlicht, das ins Zimmer fällt und sie nirgends findet.

WIE FRÜHER

Manchmal vergesse ich, dass die Zukunft neu ist. Dann habe ich noch die alte im Kopf. Denke ich versehentlich, dass alles erst noch beginnt. Das kommt daher, dass wir wieder zu zweit sind. Wie früher. Ich der Junge, du das Mädchen: Was sollen wir denn mal unternehmen, wir können ins Kino, wir können auch das Auto nehmen und nach Brüssel fahren, nach Paris, meine ich, wir haben schließlich alle Zeit der Welt, es gibt niemanden, der auf uns wartet. Auf einen Schlag sind wir um Jahre jünger geworden, einfach so zurückversetzt in eine alte Erinnerung. Wir leben, wie könnte es anders sein, in Erwartung von etwas Großem. Bis tief in die Nacht die unbekanntesten Weine entkorken, für uns ticken keine Uhren. Auf eine Stunde oder einen Tag kommt es uns nicht an, wann es Zeit wird, bestimmen wir schon selbst.

Erinnerst du dich, dass wir später ein Kind wollten? Ich will es immer noch, sage ich zu dir, und du willst es auch immer noch. Und wir tun so, als hätten wir nicht abgeguckt, wir tun so, als wüssten wir nicht, wie unser Kind aussehen und wie es heißen wird. Wir tun, als wüssten wir von nichts, Isa.

WIE NEU

So viel Zukunft gehört nun der Vergangenheit an, so viele Möglichkeiten sind ungenutzt geblieben. Ganze ungelebte Leben sind direkt – ungeöffnet – von der Zukunft in die Vergangenheit gekippt. Weshalb die Möglichkeiten sozusagen noch immer auf ihre Verwirklichung in der Welt warten.

Was spielt es für eine Rolle, wie man etwas nennt, das sich ankündigt, aber außer Reichweite bleibt? Man blickt nach vorn, und hinter dem eigenen Rücken entsteht das Leben. Man zeigt, aber es liegt schon hinter einem. Gewesen, bevor es gekommen ist. Etwas fängt erst richtig an, wenn es vorbei ist. Später, sagt man, als alles wieder gut war. War das nun später oder früher, als alles wieder gut wurde? Je weiter man durch die Zeit davontaumelt, desto schwieriger wird es, beides auseinander zu halten. Man sehnt sich nach etwas, und man weiß nicht, ob es schon gewesen ist oder erst noch kommen soll.

»Aus dem vergessen lockst du träume ...« (Stefan George, »Juli-Schwermut«)

Ja, Träume von früher, denn auch das ist eine Möglichkeit. Wie es war und wie es fast gewesen wäre. Wie es hätte sein können, wie es hätte sein müssen, sein sollen. Und wenn man die Augen schließt: wie es wird.

Wenn man nur genug verliert, wird die Vergangenheit auf die Dauer zu dem, was am Anfang die Zukunft war: eine blaue Ferne, in die man sich hineinträumen kann, ein Horizont, hinter dem jederzeit Wiederholungsprüfungen möglich sind und die rätselhafte Hoffnung, obwohl doch alles vorbei ist, einfach bestehen bleibt.

DER STELLVERTRETER

Am besten sieht man mit fremden Augen. »Sieh mal«, sagte mein Vater, und wenn ich genau hinsah, sah ich es auch. Es war draußen, und das, worauf er zeigte, im Gebüsch, wurde zu Vögeln. Und die Vögel begannen sich zu unterscheiden: Zilpzalp, Kernbeißer, Fliegenschnäpper. Mit den Augen meines Vaters sah ich sie, einen nach dem anderen.

Bis er starb. Da waren sie auf einmal verschwunden, die Bäume verstummt, alles schwieg in sieben Sprachen.

Als mein Vater gerade erst nicht mehr da war, also gewissermaßen fast noch lebte, hatte ich das Gefühl, ich müsste die Dinge stellvertretend für ihn wahrnehmen, für den Fall, dass sich sein Tod als vorübergehend erweisen sollte und er hinterher wieder über alles ins Bild gesetzt werden musste.

Das waren Tage von außergewöhnlicher Schärfe, denn ich sah für zwei. Es war, als müsste ich im Namen meines Vaters die Welt zusammenzuhalten versuchen. Wenn ich nicht genau hinsah, würde alles einstürzen. Es gab vieles, das seine Daseinsberechtigung nur dem Blick meines Vaters verdankte und ohne seinen Blick verloren gehen würde. An mir war es, zu sehen, wie er es getan hätte, zu sehen, was er gesehen hätte. Und ich merkte: Ein Toter sieht mehr, als man denkt. Er weiß genau, was nicht mehr da ist, er kennt jeden Weg, den es nicht mehr gibt.

Aber als ich ein Mal nicht aufpasste, hatte ich ihn verloren. So, wie man in bestimmten Rissen an Wand oder Decke plötzlich nicht mehr die Linien sieht, die eine Figur ergeben hatten, so verlor ich eines Tages meines Vaters Blick, und meine Augen fanden ihn nicht wieder.

Die Welt der Lebenden ist eine Welt, in der nur ungenügend Acht gegeben wird. Es ist klar, dass die Toten hier nichts mehr zu melden haben. Niemand sieht mehr, was sie gesehen haben. Es gibt zu wenige Stellvertreter, jeder ist zu sehr davon in Anspruch genommen, selbst zu leben, als dass er für einen anderen, für zwei sehen könnte.

Es sei denn, er wäre ein einzelner, verirrter Verliebter: Schüchtern sieht er sich um, mit den Augen von jemandem, den er noch nicht kennt, alles um ihn herum sieht er erst jetzt, erst jetzt wirklich. Auch sie, die sich immer aufs Neue dem Gedächtnis entzieht. Sehen, sehen und nochmals sehen, doch kaum ist sie um die Ecke verschwunden, da ist wieder einmal alles ein Rätsel geblieben.

Hieran musste ich denken, an den Blick von Verliebten und die Augen der Toten, denn wir schreiben deine Geburt, Isa, und ich machte mich auf, es aller Welt zu verkünden. Womöglich hatte die Welt ja nichts gemerkt und wusste nicht, dass sie sich unwiderruflich verändert hatte.

Auf dem Rad, unterwegs zum Einwohnermeldeamt, sah ich nichts und alles zugleich. In der Glashelle der morgendlichen Straßen, die über mir schwankten, wurde die Welt schöner, als sie jemals aus eigener Kraft hätte werden können.

Ich traf die Dinge wartend an, wartend auf jemanden, den zu vermissen ich so unglaublich lange vergessen hatte, für den ich aber von jetzt an wahrnehmen musste, als hinge mein Leben davon ab. Mein Blick musste alles bewahren, nichts durfte ich vergessen. Ich sah für zwei, denn alles, was ich sah, musste ich später meinem geliebten Mädchen erzählen.

GOTTHEIT

Wenn die Menschen die Idee einer Gottheit irgendwoher haben, dann von den Toten. Unerreichbar, unantastbar, und doch so beängstigend vertraut. (Gemäß Hölderlins Wort: »Nah ist / Und schwer zu fassen der Gott.«)

Nie zuvor daran gedacht, jedenfalls nie zuvor durch die Worte hindurch gedacht. Aber nie zuvor auch war das Sterben so nah. So nah, dass es sich anfühlt, als wäre es in mir geschehen, als wäre mein Inneres voll toter Stellen.

Eine Gottheit ist wie ein Toter ein Umhergetriebener, der keinen Körper mehr hat. Ein Heimatloser, der künftig auf die Gedanken der Menschen angewiesen ist. Aber die Menschen wissen nicht so recht, wie sie einen Toten oder eine Gottheit denken sollen. Sie sind nicht sorgfältig genug. Sie denken das Göttliche zu allgemein und blasen es zu großbuchstabigen Riesenformaten auf: Schöpfer, Allah, Jahwe, HErr. Lächerliche Großsprecherei. Eine Gottheit ist gerade etwas Winziges und Zartes. Sie wird von fast niemandem erkannt. Weil sie zu nah ist, vielleicht.

Es ist schwierig, an jemanden ohne Körper zu denken. Also behält man von einer Toten sicherheitshalber noch den früheren Körper im Gedächtnis. Trotzdem weiß man, dass man sie *so* auf keinen Fall wiedersieht.

Das ist chemisch zu beweisen. Zögernd beginnt man an eine Gottheit zu denken, weil die bekanntlich, was ihre eigene Gestalt angeht, nicht an feste Regeln gebunden ist.

Man kann sie nicht selbst denken, wann immer man will, eine Gottheit sucht sich Gedanken, die ihr passen. Habe ich festgestellt. Willensstärke hat in diesem Fall nichts zu bedeuten. Eine Gottheit erscheint im Inneren, wenn es *ihr* gefällt.

Dadurch, dass sie keinen Körper mehr haben und dennoch, auf ihre Weise, gegenwärtig bleiben, erwecken sie den Eindruck, unsterblich zu sein. Was natürlich nicht der Fall ist, denn unsterblich ist nur, was nie gelebt hat.

Eine Gottheit verdankt ihre Kraft dem Umstand, dass sie reiner Gedanke geworden ist. Wo sie ist, ist sie nie allein. Darauf läuft es hinaus. Immer ist jemand in denkender Form bei ihr. Zur Gottheit sprechen bedeutet deshalb: Selbstgespräche führen. Mit einer Stimme, die man von sich selbst nicht kennt. Verständlich ist es meistens nicht, aber das ist auch nicht nötig: Es wird nichts übermittelt. Es ist Sprache, die zu Hause bleibt.

Und die ganze Zeit hatte sie verborgen in der Zukunft gelegen. Die ganze Zeit hatte sie tot auf mich gewartet. Es war so geregelt, nur ich wusste von nichts.

Es ist ein klassisches Thema, ein Stück, das schon unzählige Aufführungen erlebt hat. Ein Vater, der sein Kind nicht retten kann. Die Götter wissen es, das Publikum hat es im Programmheft lesen können. Nur Papa weiß von nichts. Der reitet auf dem Schaukelpferd geschwind durch Nacht und Wind.

Ich muss eine solche Geschichte schon oft gelesen, gehört, gesehen haben, aber da war ich nicht der Vater. Da war ich jemand anders. (Jemand, der das Extreme liebte, ohne schon erfahren zu haben, dass von der äußersten Grenze kein Weg zurückführt. Der – in der sicheren Mitte von Extremen träumend – dachte, dass die Wirklichkeit in den Händen gewöhnlicher Menschen nichts sei, dass die Wirklichkeit den Stil extremistischer Autoren brauche, um mit Bedeutung aufgeladen zu werden. Dass zum Äußersten zu gehen eine Frage des Stils sei.)

Jetzt, da ich hier angekommen bin, auf dem für mich reservierten Platz im Universum, begreife ich meine Lehrmeister nicht mehr. Ich bin unerreichbar für sie geworden, ihre Worte holen mich nicht mehr ein. Sie bleiben in ehrwürdigen Bücherschränken hängen.

Wie ein Fremder blättere ich in Lieblingsbüchern wie

Laughter in the Dark und *Die Erziehung der Gefühle*. In beiden Romanen kam etwas mit gestorbenen Kindern vor, aber was? Offenbar etwas, das man vergessen konnte.

Als ich die betreffenden Passagen finde, wird mir klar, warum ich sie vergessen hatte. Es sind Passagen: Sowohl bei Nabokov als auch bei Flaubert verliert die Hauptperson en passant, in ein, zwei Absätzen, ein Kind, und dann macht die Geschichte einfach an dem Punkt weiter, bis zu dem sie vorher gekommen war. Müssen sie denn nicht erst wieder gehen lernen, sprechen lernen, leben lernen? Flaubert gibt übrigens der untröstlichen Mutter immerhin noch einen schönen Satz mit auf den Weg: »... das Übermaß an Schmerz vervielfältigte ihre mütterlichen Gefühle.« Aber Frédéric Moreau hat da schon den Mantel an, en route zur desiderablen Madame Arnoux, und nie mehr, auch auf hundert Seiten nicht, wird er an sein einsames, eiskaltes, mausetotes Kind zurückdenken.

Selbst der *Erlkönig*, Klassiker des Kindersterbens, kann mich – so spät in der Nacht – nirgends mehr finden. Kennen gelernt haben wir uns, vor oder nach dem Kaffee, während der Pause im Concertgebouw, auf dem Programm ein Liederabend voll teutschem Trübsinn. Aber damals wusste ich noch von nichts. Auch Goethe selbst wusste noch von nichts: Wie Mahler nichts ahnend die *Kindertotenlieder* komponierte, so brachte der Olympier den unglücklichen Vater in Reime, bevor er seinem eigenen Schicksal begegnet war.

Und wie jeder fand ich es großartig, auf welche Weise

Schubert den dahinjagenden Tod (der Galopp, mit dem der Reiter mit seinem kranken Kind zu entkommen versucht, ist derselbe Galopp, mit dem ihnen der Tod auf den Fersen ist) in der Klavierbegleitung »mitspielen« lässt: der Wind in den Erlen, das Feuer unter den Hufen, man hört es in der linken Hand, in der rechten Hand.

Doch jetzt, da ich es »wirklich« begreifen müsste, begreife ich es nicht mehr. Wie ich auch Nabokov und Flaubert nicht mehr begreife. Ihre Worte sind Worte anderer über andere, Worte, die man über etwas oder über jemanden sagt, abschließende, schließende Worte.

Sicher, für andere schließt sich dieses kleine Leben wie eine Schachtel, mit ihrem Namen auf dem Deckel. Sicher, für andere ist es etwas, das anderen zustößt. Etwas, das man in verallgemeinernden Ausdrücken zusammenfassen kann, so, wie täglich überall auf der Welt Schrecken in mal mehr, mal weniger Worten zusammengefasst werden.

Für mich hingegen ist das wohlgesetzte, mit der eigenen Brillanz prahlende Wort ein Todesstoß, Monsieur Flaubert, Vernichtung, Mr Nabokov. Eine explodierende Bombe im Innersten von etwas, dem ich mich so behutsam zu nähern versuchte.

Nirgendwo lassen Sie eine Seite weiß, nirgendwo kann ich bis ins Weißeste meiner Unwissenheit vordringen. Überall setzen Sie Punkte und ziehen Sie Türen zu. (Ja, sogar Sie, Herr Geheimrat Goethe. Ihr Gedicht hätte nicht mit »In seinen Armen das Kind war tot« enden dürfen. Es hätte damit beginnen müssen.)

Überall werden Türen des Trostes leise hinter mir zugezogen: zynische Türen, rührende Türen, zurückhaltende Türen, wiedererkennbare Türen, schicksalsergebene Türen, vergessensfreudige Türen, leugnende Türen, interessante Türen, vorsichtige Türen, überlegene Türen, Phrasentüren.

Nein, sage ich, nichts da. Nicht abschließen, öffnen muss man die Türen. Man muss an ihnen rütteln, muss sie aus den Rahmen treten. Dann zieht es eben, dann wird es eben kalt.

DAS LESEN VON EINGEWEIDEN

Livius beschreibt den römischen Brauch, in Zeiten der Verzweiflung die Eingeweide von Opfertieren zu »lesen«. Besonders die Leber konnte dem geweihten Beschauer, dem *Haruspex*, nützliche Hinweise geben.

In der jungen, kraftvollen Welt jener Tage konnte viel vorausgesagt werden. Es gab so viel Zukunft, jeder wusste das Seine von ihr.

Es kam nur darauf an, was man sehen wollte. Im Eichenlaub von Dodona raschelten die Rätsel wie flüchtiges Wild bei der Jagd, die Sibyllinischen Bücher orakelten in dicken Bänden bis weit über das Vergängliche hinaus, und in Delphi gurgelte die Pythia auf ihrem Dreifuß Wortarten aus der tiefsten Tiefe ihrer Gedankenlosigkeit, jenem Bereich, in dem man selbst ein anderer wird. Dazu noch, über alledem, die unerschöpfliche Antwort der immerfort werdenden Nacht, deren Tausende mal Tausende von Sternen dem Verständigen funkelnd ihre Geheimnisse zuzwinkerten.

Aber auch und vor allem die Leber konnte dem unsicheren Fragesteller Einblick in den Willen der Götter verschaffen. Manche behaupten, die Haruspizien seien von den Etruskern übernommen worden, andere suchen ihren Ursprung bei den Chaldäern.

Das Opferkind, das wir von zu Hause mitgebracht hatten, wurde von den *Augures* ins Innere des Tempels getragen, wohin wir nicht folgen durften, und dort mit einem schneidend scharfen Skalpell geöffnet. Ich wusste nicht, was ihre Leber, die sie nicht hatte retten können, uns lehren sollte. Reiniger des Blutes, nur nicht ihres Blutes.

Sie wurde gelesen wie ein Buch, das man auf der letzten Seite wieder zuklappt. Es schien eine bekannte Geschichte zu sein.

Man riet uns, künftig auf die Sterne zu vertrauen.

DAS ALTE KIND

Der Erste, der ihn sah, war ein Bauer, der in der Umgebung der etruskischen Stadt Tarquinii seinen Acker pflügte. Die eiserne Schar seines Pfluges stieß auf etwas Hartes. Ein Stein, dachte er, aber es war ein Kinderkopf, der aus der roten Erde herausragte.

Ein seltsam alter Kopf war das, mit dünnen grauen Haaren, der geduldig wie ein Gewächs darauf wartete, von Bauernhänden aus dem Boden gezogen zu werden.

Es sollte so sein. Aber das wusste der Bauer nicht. Er betrachtete das alte Kind, noch ganz klein und unbegreiflich klug, und wusste nicht, was er von ihm halten sollte. Auch nicht, als sich der Neugeerntete als Tages vorstellte und behauptete, er könne sich an die Zukunft erinnern.

Durch das Unbekannte in Furcht versetzt und hoffend, nie etwas darüber wissen zu müssen, rannte der Bauer über die Hügel zu den Menschen zurück. Er brauchte die Bestätigung durch andere, um den eigenen Augen trauen zu können. Erst als er mitten unter vielen war, wagte er zu dem Acker zurückzukehren, auf dem er seinen wundersamen Fund gemacht hatte.

Aber das alte Kind war nicht mehr da. Nicht einmal das Loch, das er mit eigenen Händen gegraben hatte, konnte er wiederfinden. Als wäre nichts geschehen.

Cicero dagegen behauptet, in seinem Buch über Prophezeiungen, das alte Kind sei sehr wohl den herbeigeströmten Dorfleuten erschienen: nicht in einem Loch im Boden, sondern auf einer Wolke über den Feldern. Einer Rauchwolke, die von irgendwoher auf sie zuwehte. Von diesem zeitweiligen Sitz herab sprach das gottgleiche Kind, alt an Wissen, zu den versammelten Etruskern. Es lehrte sie, aus bestimmten Zeichen ihr Schicksal zu lesen, es prophezeite ihnen, was ihnen bevorstand.

Sie, die unten standen, versuchten ihre Zukunft möglichst genau im Gedächtnis zu behalten. (Doch das alles erschien ihnen so fremd, so unglaubwürdig.)

Das, woran die Etrusker sich später noch zu erinnern glaubten, wurde von Auguren in den *Libri Tagetici* aufgezeichnet, die den Beinamen »die fatalen Bücher« trugen.

Darin war festgehalten, was das alte Kind sie gelehrt hatte: Wie die Zukunft einstweilen schon ihre Spuren hinterlassen hatte, in den so genannten Zeichen. Denn alles, was kommen würde, war bereits da. Aber auch, was *nicht* geschehen würde, so sprach das Kind, das alt geboren worden war und jung in den Tod musste, stand bereits im Voraus fest.

IM DIENSTZIMMER

Wir wurden gegen Ende des Tages hinbestellt. Schon als Junge wusste ich, dass es wenig Gutes verhieß. Das Dienstzimmer. Da saß dann hinter einem Schreibtisch ein Erwachsener, grau und beleibt, mir übergeordnet bloß zu dem Zweck, mich zu bestrafen. Er persönlich wolle es gar nicht, sagte er dann, Strafen seien keine Lösung, das wisse er auch, aber er müsse es nun einmal tun, daran sei nichts zu ändern.

Seitdem ist es für mich ein Ort geblieben, an dem man nicht sein sollte, an dem man in gewissem Sinne auch nicht ist. Man setzt seinen Körper höflich auf einen Stuhl und macht sich in Gedanken gleich wieder davon, überlässt den Körper seinem Schicksal, mit andressiertem Nicken und eingedrillten Bewegungen, für Wortäußerungen auf Sprechautomatik umgeschaltet.

Das Innere des Raums, in dem wir uns einfinden mussten, hatte man sorgfältig jeder Bedeutung entkleidet. Seine kahlen Attribute waren aus abwaschbarem Material. Die Personen, die hier zu festgesetzten Zeiten Platz nahmen, durften offenbar keine Spuren hinterlassen. Der Zufall des Dienstplans entschied, wer wann hier zu sein hatte, so wie wir an jenem Tag zufällig diejenigen waren, denen die Botschaft überbracht werden musste.

Überall auf der Welt gibt es Dienstzimmer, in denen

täglich über Leben und Tod entschieden wird, von Menschen, die vor sechs zu Hause erwartet werden. Diese Stunde war übrigens schon fast angebrochen; viele Stockwerke tiefer, auf der Erde, herrschte bereits hektischer Feierabendverkehr.

Es ist jedes Mal wieder schwierig, wurde, so glaubte ich zu hören, auf der anderen Seite des Schreibtischs gesagt, wir würden Ihnen natürlich gerne Erfreulicheres mitteilen, aber manchmal geht es eben nicht.

Ich versuchte dahinter zu kommen, von wem diese Formulierungen kamen, aber da war niemand, der sich persönlich zu erkennen gab. Oder war dieser Mann im weißen Kittel Teil des Geschehens? Es konnte kaum anders sein. Die Erkrankung fiel in sein Spezialgebiet und ihr Endstadium in seine Dienststunden, aus diesem Grunde also war er es (sagte er), der hier vor uns saß.

Und wie stand es um dich? Du hattest deinen Körper auf dem Stuhl neben mir zurückgelassen, sah ich, in einer Pose, die schon seit geraumer Zeit nicht mehr korrigiert worden war. Du hattest immer noch dieses Erwartungsvolle von jemandem, der gerade erst mit Warten angefangen hat und nicht glauben kann, dass keine Züge mehr kommen.

War ich selbst überhaupt da? Ja, ich erkannte meine Hände, die ich, so stellte ich fest, wie jemand gefaltet hielt, der einen behutsam gefangenen Marienkäfer nicht entwischen lassen will.

Schließlich kam der Augenblick, da alles geklärt zu sein schien. Also nickte ich, denn dann durften wir gehen. Wir standen schon auf. (Um uns draußen unter stillen Bäumen auf die Suche nach Gedanken zu machen.) Der Mann im weißen Kittel ließ uns routiniert den Vortritt und ging dann ebenfalls. Das Dienstzimmer wurde gewissermaßen zusammengeklappt und weggeräumt. Heute wurde es nicht mehr gebraucht.

Dieser Tag war geschafft. Wer Glück hatte, war vor dem Dunkelwerden zu Hause.

NOCTURNE

Wie eine Molluske sich in ihre Schale zurückzieht, so zog ich mich in meinen Innenraum zurück. Um in tiefster Nacht die ersten Wörter anzustarren, die auf dem Bildschirm erschienen, wartend auf ihre möglichen Bedeutungen.

Irgendwo in der Sprache ist sie noch, irgendwo zwischen ein paar Worten. Worten, die einander noch nicht kennen. Und die sie noch nicht kennen.

Schreiben heißt, Sätze zu versuchen, um zu sehen, was sie bedeuten können. Neuling im eigenen Idiom zu sein, Anfänger zu werden und nach Unbekanntem zu fragen. Es heißt zu finden, was man nicht suchen konnte, weil es erst in dem Augenblick existierte, als man es fand.

Wenn es sie noch irgendwo gibt, dann in den Worten, auf die ich nachts warte. Manchmal kann ich sie auch noch spüren, aber weniger, immer weniger sind meine Arme, meine Hände, ist meine Haut noch an sie gewöhnt.

VERWECHSELTE KOFFER

Die Dinge kehren eins nach dem anderen zu mir zurück, das ist wahr, aber sie werden nicht mehr wie früher. Sie bleiben Replikate, vollendete Nachbildungen von etwas, das selbst nicht existiert. Bis ins Detail hat man das Selbstverständliche imitiert. Offenbar sieht niemand den Unterschied, aber ich sehe ihn sofort.

Denn über die Abwesenheit, die ich spüre, kann ich nicht mehr »hinwegkommen«. Die ist immer da, wohin ich auch gehe. Wo ich auftauche, entsteht ganz von selbst ein Loch. Nicht gerade gemütlich, nein. (Hat jemand ein Fenster oder eine Tür offen gelassen? Nein nein, ich bin's nur.)

Ansonsten bleibe ich einfach der andere, der ich immer gewesen bin. Den ich überall spielen muss, keine Sorge. Der Mann mit meinem Namen, meiner Adresse, meinem Leben. Jemand mit einer Geschichte, einer Bedeutung, der seine Lippen zu einem Wort formt, der mit seinem Mund Worte bildet, aus nichts.

KEIN ENDE

Es gibt keinen letzten Augenblick, die Augenblicke gehen immer weiter, das Sterben hat kein Ende. Es nimmt nur immer andere Formen an.

Erst stirbt sie in unseren Armen, wird sie schwerer, als sie je zuvor gewesen ist (weil es nichts mehr gibt, das sie trägt, keine geflügelte Seele, die ihren kleinen Körper unaufhörlich in die Höhe schraubt, gegen die Kräfte der Erde). Was sie aufrecht gehalten hat, wird uns übertragen. Jetzt müssen wir sie zu halten versuchen. Das macht uns schwerer. Oder trägt es uns? So dass wir leichter werden? Das Sterben wird's lehren. (Sterben: anderes Wort für Zeit.)

Und inzwischen stirbt sie ruhig weiter. In ihrem kälter und steifer werdenden kleinen Körper, aber auch zu Hause (wo in dem Augenblick niemand ist): in ihrem Babyzimmer, ihren Kleidern, ihren Fläschchen und allen ihren Siebensachen, den Fotos und Büchern, den Tierchen, dem Kinderwagen im Flur.

Und dann beginnt sie auch draußen zu sterben, sogar an Stellen, an denen sie noch nie gewesen ist, in den Köpfen von Menschen, die sie nie gesehen hat. In Köpfen, die abgewandt werden, aus Scham, aus Angst vor Ansteckung, aus Feigheit. In Köpfen, in denen sie geleugnet und still und heimlich totgemacht wird.

Vor allem jedoch stirbt sie in uns. Wo sie gedacht worden ist, da muss sie sterben. Wo sie gedacht werden wird, da wird sie tot sein müssen. Aber es ist unmöglich und wird unmöglich sein, sie nicht zu denken. Darum wird es schließlich keinen Ort mehr geben, an dem sie nicht gestorben ist.

Es hat gerade erst angefangen. Sie hat noch mindestens ein Leben vor sich.

»Der Tod spricht in mir«, sagt Blanchot. Jedes Wort drückt eine Abwesenheit aus, jedes Wort nennt einen Verlust. Etwas wissen heißt: etwas verloren wissen. Ich fasse es in Worte, aber es ist schon nicht mehr da. Wo Sprache ist, wird das Unzulängliche geeicht. Erst wenn etwas weg ist, hat man Worte dafür. Und so wird jedes Wort zum Nachwort, jeder Satz zur Grabinschrift.

Und so weiter und so weiter.

Doch ich muss mich damit begnügen. Sie ist nur in der Sprache und nirgends sonst. Ihre Moleküle sind unwiderruflich andere C-, H- und O-Verbindungen eingegangen, kein Laboratorium könnte sie mehr in der ursprünglichen Anordnung zurückgewinnen. Nur in der noch ungeschriebenen Alchemie der Worte kann sie immer wieder versuchen zu sein.

Aus ihrem Körper gehoben und in die Sprache gelegt. Sie ist zu einer geworden, die immer wieder neu geboren werden muss: in den Worten, die ich für sie finde.

Es sind Worte ohne Allgemeingültigkeit, sie ertragen die Gegenwart anderer Menschen nicht. Gleich Jesus im Hause des Jairus, als er mit magischen Worten dessen gestorbenes Töchterchen auferweckte. »Talitha kumi«, sprach der HErr, nachdem Er verlangt hatte, dass Fenster und Türen geschlossen würden, denn Er duldete keine Gaffer. (»Mädchen«, bedeutet der Spruch, »ich sage dir, stehe auf!«) Und wirklich stand das Mädchen auf, von niemandem außer den Eltern gesehen. »Und Er gebot ihnen ernstlich, dass niemand dies erfahren solle«, schreibt Markus.

Blanchot geht in seiner Sprachphilosophie weiter als Jesus. Seiner Aussage entnehme ich, dass die Wirklichkeit ständig stirbt und dass es nur die Worte sind, die auferstehen.

Aber was können sie schon ausdrücken außer Trauer, wenn sie nichts tun, als auf eine Welt zu verweisen, die gerade eben gestorben ist, als sie auf der Zunge lag? Was können sie anderes tun als die Tochter des Jairus, die nur dann wieder zu leben anfangen kann, wenn niemand davon erfährt?

Auf der Stadt von einst ist eine neue Stadt erstanden, eine, in der meine Tote umhergegangen ist. Fremd sehen die neugeborenen Straßen mich an, manche ahnungslos, andere wie bei etwas ertappt, noch rechtzeitig ein Kichern unterdrückend, einzelne schuldbewusst und mit niedergeschlagenen Augen, lassen mich passieren wie einen Einmann-Leichenzug. »Diese Stadt«, sagen sie, »wurde nur für dich erbaut, damit du hier ganz allein umherirren kannst, während die Menschen, um dich nicht zu stören, in der früheren Stadt zurückgeblieben sind.«

Die, die ich sehe, sind Schatten der früheren Existenz, Erscheinungen, die zu vergessen ich vergessen habe, kleben geblieben in den Spinnweben des Gedächtnisses. Ich grüße sie nicht, wenn ich an ihnen vorbeigehe, wie man ja auch Fotos oder Grabsteine nicht grüßt.

Ich bin in der neuen Stadt allein, ein Überlebender unter Schemen.

Die Schemen wissen nicht, dass es geschehen ist, sie geben sich allergrößte Mühe, lebenden Menschen zu gleichen, und scharen sich an Orten zusammen, wo sie in der Überzahl sind. Ihr Verhalten erinnert mich tatsächlich an die frühere Stadt, als auch ich mir allergrößte Mühe gab, lebenden Menschen zu gleichen, vorzugsweise dadurch, dass ich in Kneipen Bier trank und redete, redete, redete. Mit irgendjemandem oder mit niemandem, das machte im Prinzip keinen so großen Unterschied.

Jetzt ist es still, ich verstehe niemanden mehr. Keine Bedeutung kann ich erkennen, nichts sagt mir etwas. Um leben zu können, muss man sich vor dem Tod fürchten, muss man etwas zu verlieren haben. Etwas muss einem geblieben sein, etwas, das man *nicht* verloren hat.

Ich bin als Fremder in dieses zerstörte und wiedererstandene Troja zurückgekehrt, in diese auf Toten errichtete Stadt. Es ist Morgen, doch es ist noch Nacht, als ich ankomme, alles ist blau und kalt, wie stehendes Wasser. Wenn ich schriee, würde sich alles zu kräuseln beginnen, wenn ich aufhörte, würde alles wieder durchsichtig und leblos. Und wenn ich schwiege, wäre es nicht anders.

VULKAN

Wieder musste ich an deine Geburt denken, diesen Vulkanausbruch, mit dem verglichen dein Tod nicht mehr als die soundsovielte Verwandlung war, ein Windhauch, eine Kräuselung im Wasser.

Und noch immer behalte ich es im Gedächtnis, um dir später davon erzählen zu können. Wie du als glitschiges Menschentierchen zappelnd aus dem explodierenden Mutterleib hervorschwammst. Ein Leben wurde entfesselt, eine Welt entstand, die sofort deine Welt war.

Deine Mutter und ich blickten einander an und sahen einander wie nie zuvor. Wir wussten nicht, ob wir lachen oder weinen sollten, deshalb taten wir sicherheitshalber beides.

Und wie du lebtest, so lebendig wie dich hatte ich noch niemanden erlebt. Wenn hier im Zimmer bei den Frauen jemand der Kleinste war, dann ich. Ich machte mich schmal, zog Arme und Füße ein, damit dein eilendes Hauspersonal keine kostbare Zeit verlor. Du bestelltest Wärmflaschen, warme Tücher. Frische Laken für deine blutende Mutter. Du beanspruchtest alles verfügbare Leben für dich. Deine Nabelschnur musste durchtrennt werden, denn du warst zur Erde herabgestiegen, um einen Ort für dich selbst zu finden. Du warst hergekommen, um zu bleiben. Um für immer hier zu sein.

AMNESIE

Und wieder finde ich dich, und wieder bist du es nicht. Die Erinnerung braucht immer wieder neue Worte, daran hatte ich einen Augenblick nicht gedacht, sie muss beweglich bleiben. Nicht erstarren, keine Fotos, please. Eine Erinnerung braucht Raum, um immer wieder entstehen zu können. Sie muss sich an Stellen verstecken können, an denen niemand nachsieht. In Worten, in denen man sie nicht erwartet.

Eine Erinnerung kann nur einmal im Gedächtnis aufleuchten. Blitz! Danach erstarrt sie zum Foto einer erlogenen Ewigkeit. Denn »dasselbe«, das hat es nie gegeben. Auch »damals« nicht. Fantasiegebilde, die Halt bieten sollen. Ein Erinnernder bewegt sich in Wirklichkeit immer von seinen Toten fort, auf seinen eigenen Tod zu. Diese Bewegung, das ist das Leben. Etwas lebt erst, wenn es dabei ist, abzusterben.

Also nicht versuchen, etwas festzuhalten, auch das Schönste nicht, gerade das Schönste nicht. Immer versuchen, es loszulassen, immer beizeiten der Tatsache ins Auge blicken, dass es sich entfernt. Immer den Mut haben, mit leeren Händen dazustehen, dann kann man besser fangen, wenn es nötig ist.

NOSTOS

Ein Mann kehrt zurück, es wurde schon oft beschrieben.

Er war weggefahren über Ozeane der Unwissenheit, zu Ländern, die dort hinter dem Horizont auftauchten. Troja wird es dort genannt, Stadt der Vernichtungen, aus der man nur lebend entkommt, um davon erzählen zu können.

Nach Jahren voller Entbehrungen kehrt der Mann nach Hause zurück, wo er nicht mehr ankommt. Die unmögliche Heimkehr. Niemand steigt zwei Mal in denselben Fluss, sagt Heraklit. Niemand kehrt zu dem zurück, was er hinter sich gelassen hat.

Zuhause: Hirngespinst von Fremden. Es wurde erdacht, um der Irrfahrt eine Richtung zu geben, um während des Verschwindens im Niemandsland an einen Ort denken zu können, an dem alles ewig beim Alten bleibt und die schönsten Erinnerungen ganz einfach wirklich sind.

Der Hass des Odysseus auf die, die geblieben sind, die so genannten Freier, als er nach Ithaka zurückkehrt und dort, am Gestade von einst, erkennt, dass er nie mehr nach Hause kommen wird. Der Zorn des Zurückgekehrten über die Unwissenheit, die während seiner Abwesenheit fortdauern konnte, die vollständige Unwissenheit der Zurückgebliebenen hinsichtlich dessen, was er nach der Zerstörung des heiligen Troja, im Verlauf seiner unmöglichen, beinahe lebenslangen »Heimreise«, durchstehen musste. Zorn auch über den Selbstbetrug, der ihn hatte vergessen lassen, dass seine Heimkehr ein Hirngespinst war, und ihm weisgemacht hatte, er, der listenreiche Sohn des Laertes, zu guter Letzt auf Ithaka angekommen, wäre auf wundersame Weise der Alte geblieben.

DIE DRITTE STIMME

Man hört sie erst nach und nach. Erst spielen die Hände auf den weißen und schwarzen Tasten das bekannte Spiel: links das bedächtige Ab und Auf der alten Bassintervalle, rechts, funkelnd wie Sonnenlicht auf dem Wasser, die jungen, hohen Töne. Dann aber bewegen sich die hohen allmählich abwärts und die tiefen steigen auf, die zwei Melodien fließen von der einen Hand in die andere. Sie plätschern über die ganze Breite der Klaviatur, verfolgen einander mit lockeren Fingern, eilen einander voraus. Es ist nicht mehr herauszuhören, welche Hand dabei was macht. Und dann auf einmal taucht sie aus den Tönen auf: eine neue Melodie. Nicht von einer Hand allein hervorgebracht, sondern von beiden. Sie singt über die anderen Stimmen hinaus, sie singt gegen sie an. Als wollte sie allen Tönen, denen sie begegnet, ausweichen. Springt über sie hinweg, taucht unter ihnen hindurch. Wenn die Hände nicht genau aufpassen, haben sie sie ganz schnell wieder verloren.

Das ist die dritte Stimme. Es gibt Pianisten, die mit ihren Händen mitsingen müssen, um sie festzuhalten, denn die ganze Zeit über sind ja auch die erste und die zweite noch da.

Wenn ich schreibe, suche ich diese Stimme. Wie sich Noten, die auf dem Papier nicht wussten, dass sie zusammengehören, zu einer dritten Melodie aneinander reihen, so versuche ich Sätze zu finden, die ich nicht ausdrücklich zu schreiben brauche, die man herauslesen kann, ohne genau zu wissen, wo sie stehen.

Eins, zwei, drei. Es gibt die Form, es gibt den Inhalt und es gibt noch etwas. Und diese drei sind kaum zu trennen. Die linke Hand der Vater, die rechte Hand die Mutter und in beiden Händen, aber auch in keiner von beiden, das Kind. Eins, zwei, drei. Etwas wird gesagt, wird auf ganz bestimmte Weise gesagt, aber es geht um etwas anderes. Die Dritte, die Eigentliche. Die Wahre. Hat selbst keine Hände: braucht nichts festzuhalten, braucht nichts zu berühren. Manchmal singe ich mit dieser dritten, dieser sich entziehenden Stimme mit, um sie nicht zu verlieren, doch jetzt ist das nicht mehr notwendig, jetzt folge ich ihr durch alles hindurch, über alles hinaus.

Aber ich muss schreiben, um sie zu hören, allein ist sie nirgends.

FLUCHT NACH ÄGYPTEN

Furchtsam schleppen wir unser krankes Kindlein nach unten. Niemand soll uns sehen, niemand soll uns Fragen stellen. Alles dabei? Autoschlüssel, Windeln, Tücher, Extradecke? Kindermord geht um in Bethlehem, und wir – auf bestimmte Zeichen vertrauend – versuchen fortzukommen.

Es ist eine seltsame Fluchtroute, die uns an diesem Sonntagmorgen im April nach Ägypten bringen soll. Erst gehetzt am Steuer, du mit der Babytragetasche auf dem Rücksitz, quer durch die Wüsten von Oud-Zuid und Rivierenbuurt zum telefonisch zugewiesenen Notdienst. Dort werdet ihr beide in einen Krankenwagen umgeladen. Passanten bleiben stehen und sehen zu. Spähen mit harten, gewalttätigen Äuglein. Wir tun, als gäbe es uns gar nicht, denn wer hier gesehen wird, ist ziemlich übel dran.

Und tiefer in die Wüste hinein. Zum Krankenhaus, sagt man uns. Das grelle Blaulicht des Krankenwagens löst sich blitzschnell in der Bläue der morgendlichen Straßen auf. Ich als der überflüssige Joseph auf dem eigenen Eselchen folge in gleich unüberbrückbarem Abstand.

In den einförmigen Krankenhausfluren überall nach dem Weg fragen, denn als Einziger von uns dreien werde ich nicht vom Heiligen Geist geleitet. Der unbekannte

Engel hatte am Telefon gesagt: »Stehe auf, nimm das Kindlein und seine Mutter zu dir und fliehe nach Ägypten und bleib allda, bis ich dir sage.« Aber wo ist Ägypten? Es ist nirgendwo ausgeschildert.

Hier kann man uns nicht helfen, bekommen wir zu hören. Hier können wir nicht bleiben.

Unser Kindlein geben sie uns in einer Krippe aus Plexiglas mit, so dass jeder sie sehen kann. Sofort scharen sich neugierige Muselmänner um uns, hierher gekommen, um Geschichten für die Kaffeehäuser zu sammeln. Mit ihren dunkel spiegelnden Augen bilden sie unverständliche Worte, die sie dann auf Staubwolken und Kamelen dorthin bringen werden.

Aber es darf nicht sein. Was sie zu sehen versuchen, darf nicht gedacht werden. Furchtsam und verschämt trete ich dazwischen, beuge mich schützend über unser todkrankes Mädchen, bedecke sie mit meinem dünnen Schatten. Solange niemand etwas weiß, ist alles in Ordnung. Solange die Angst sich nicht an Fakten klammern kann, kriegt sie bei uns kein Bein auf die Erde.

Wieder in den Krankenwagen, wieder das grelle Blaulicht. Und ich, inzwischen ein routinierter Eseltreiber, auf eigene Faust hinterher. Noch tiefer in die Wüste hinein, vorwärts über einen Weg, der sich erst hinter uns bildet. *In deserto*, heißt das im Kirchenlatein. *Desertum*: Wüste, Wildnis, Partizip Perfekt von *deserere*: verlassen, aufgeben, im Stich lassen. Die Hagiographen gebrauchen es für Situationen, in denen sogar Gott sich drückt.

Im Stich gelassen und aufgegeben, suchen wir unseren Weg durch die Wüste namens Verlassenheit, ihr beide weit voraus (aber wo?, aber wo?) und ich hier, in einer beunruhigenden Imitation von Durchgangsverkehr, nach Luft schnappend vor einer Ampel, die auf dieser ruhigen Straße extra für mich auf Rot gesprungen ist.

JEDEN AUGENBLICK

Die Becher, die Gläser auf der Anrichte, die Krümel auf den Tellern, Rinde, Schalen, Kerne, Satz im Abfluss: Hier wurde vor gar nicht so langer Zeit noch gelebt. Die aufgeschlagenen Zeitungen, die Bücher mit Zetteln, Haarnadeln, Bleistiften zwischen Seite soundso viel und soundso viel, der kleine Rest Wein in der Flasche, die aufgerissene Post: Alles weist überdeutlich darauf hin. Das zerknitterte Bett, die herumliegenden Kleider, weggeschleuderte Schuhe, eine Socke: Es ist, als ob jeden Augenblick –

Das grüne Stand-by-Lämpchen des Computers, die Fahrradschlüssel auf dem Tisch, der Tropfen am Duschkopf, das voll gekritzelte Adressbuch neben dem Telefon, eine überfüllte Schublade, die nicht mehr zugeht, der Zahnpastaverschluss, ein Korb voll Schmutzwäsche: Alles hier ist, als ob –

Das Tageslicht, das mit seinem Weißgold weit in die Zimmer hineinfällt, das eingewachste Holz verlegen glänzen lässt. An den Wänden lebendige, atmende Bilder, die gesehen werden wollen. Staub, der plötzlich in einem Fleck Sonnenlicht aufleuchtet. In einer Vase hohe, verblühende rosa Rosen, sie lassen ihr erstes Blütenblatt fallen und kleckern Pollen auf die Tischplatte. Ein Fenster, das einen Spalt offen steht, ein Vorhang, der sich bauscht und zurückfällt: als ob jeden Augenblick die Tür –

Ah, da sind wir ja wieder. Andere Menschen? Dieselben? Wer weiß das so genau? Eins jedoch steht fest: Sie leben einfach weiter. O ja. Sie waschen ab, stellen die Teller in den Schrank zurück, falten die Zeitungen zusammen, ordnen die Bücher, machen das Bett, werfen die Kleider in den Wäschekorb, stopfen die Wäsche in die Maschine, lüften durch.

Außerdem klappen sie (wie geht das?) den Laufstall zusammen, sammeln die Stofftiere ein, die Spieldosen, die Bilderbücher, stecken die Babykleider, die Leinenwäsche, die Decken in einen abschließbaren Plastikbehälter, der feuchten Kellern standhält. Die Wärmflaschen, die Wickeltischauflage. Die Vitamintropfen, das Thermometer. Den Windelvorrat. Alles in einen Karton. Es muss sein, also wird es gemacht. Die Babywanne. Die Wiege. Das Bettchen für später. Was zerlegbar ist, muss zerlegt werden, die Muttern und Schrauben kommen in einen separaten Plastikbeutel, das ist am besten. Aufheben? Vorläufig stellen sie das Ganze auf dem Treppenabsatz ab. Da kommt ja doch einiges zusammen, sieht nach Umzug aus, sagen sie zueinander.

AUS DER ZEIT VOR DER SPRACHE

Sie kommt von weit her, sie stammt aus ferner Vergangenheit, sie ist noch aus der Zeit vor der Sprache.

Alles ist anders für so jemanden. Der muss das Bekannte erst noch begreifen lernen. Wo sie herkommt, herrscht das Sprachlose, dort brauchte sie nichts zu verdeutlichen. Hier, wo vieles unvollkommen ist, dank des Wissens, ist das anders. Hier wurde alles in klitzekleine Stückchen zerdacht.

Sie erscheint so viel älter und weiser, als stammte sie aus einer Zeit lange vor der unseren, da die Gedanken leer waren wie große zugefrorene Seen.

Ich betrachte unser kleines Baby, wie es splitternackt, nur in Infusionen und Elektroden gekleidet, unter der Kunstsonne der medizinischen Wissenschaft liegt, die Augen geschlossen.

Ist sie da? Oder sind wir allein? (Manchmal fällt es uns schwer, sie als etwas von uns Getrenntes zu sehen. Vor allem du, die du sie so lange getragen hast, kannst sie nicht so genau von dir unterscheiden. Ein unerforschter und unbegreiflicher Teil von uns selbst ist sie, Rudiment der Eiszeiten: wiedererkennbar, aber nicht mehr zu verstehen.)

»Sie ist dem Tod näher«, sage ich auf gut Glück. Schließlich hat sie das Dunkel doch gerade erst verlassen, oder? Ich weiß es ja auch nicht. *Darf ich, verdammt nochmal, bitte, darf ich an ihre Stelle?*

Ach, sie ist der Situation so viel besser gewachsen als wir. Sie liegt einfach nur da, und wir weinen, weinen. Sie nicht, sie nur, wenn es nötig ist.

WIE VIEL WAHRHEIT ENTHÄLT EINE TRÄNE?

»Sentimentality is a failure of feeling«, sagt Wallace Stevens in den *Adagia*.

Wo Sentimentalität herrscht, wird das Leiden immer verkleinert und verbiedert, zu einer Sache, über der man stehen kann. Der Tod kein Abgrund, sondern eine Grube. Kein Nichts, sondern ein Etwas. Kein endloses Verschwinden, sondern ein letzter Seufzer.

Trotz der oft spektakulären Szenen hält das sentimentale Gemüt, wenn es darauf ankommt, alles hübsch in Schranken. Immer bleibt das Leid überschaubar. Es ist Gratisleiden. Man denke an die Schmerzparasiten, wenn Persönlichkeiten des öffentlichen Lebens vor der Zeit begraben werden. Wenn sich alle vom schlimmsten Schreck erholt haben, fällt der Vorhang, und man darf erleichtert nach Hause gehen.

Wer weint, hat sich in der Regel unter Kontrolle. Ein Gefühl, das man äußert, ist ein Gefühl, das man beherrscht. Es hat eine Form angenommen, man wird es wiedererkennen, benennen, klassifizieren können. Wer weint, versucht seine Umgebung zu beeinflussen.

Es bedeutet, zu ertasten, wo man selbst aufhört und der andere beginnt. Es bedeutet, von sich selbst in jemand anderen überzufließen.

Wenn ich weine, weint ein anderer in mir. Ich empfinde ihn als jemanden, der, ohne mich zu fragen, etwas zu erreichen sucht, jemanden, der ein klareres Bild von mir hat als ich und der dreist und frech behauptet, er repräsentiere mein wahres Selbst.

Sentimentalität ist Selbstmitleid. Es ist Leiden um sich selbst, ohne das Leid selbst erfahren zu müssen. Aus der sentimentalen Perspektive sieht man ja sich selbst als »jemanden«, als jemand anderen. Als jemanden, in dem man sich wiedererkennt wie in einem Filmstar, also als jemanden, der sich sehen lassen kann.

Sobald man sich der Sentimentalität ergibt, wird man ein anderer. Man verlässt den Traumzustand innerhalb des »Ichs«, diese schlummernde Abwesenheit (die wie die atmende Luft über dem Land ist), und beginnt, jemand zu sein. Jemand, der jemand anderem verblüffend ähnlich sieht. Ganz einfach jemandem, dem man auf der Straße begegnen kann. Man gewinnt Kontur. »Niemand« wird »jemand«. »Ich« wird ein Typus. Die Unendlichkeit erfährt Begrenzung.

Das »Ich« kommt in ein Kästchen, und dieses Kästchen trägt man unter dem Arm mit sich herum. Ab und zu nimmt man den Deckel ab und zeigt, was drin ist. »Das bin ich«, sagt man. »Ich kann sogar weinen, wenn es sein muss.«

ALLES IST GEFROREN

Es gibt auch ein Fühlen, das den Atem anhält, kreidebleich wird, weil sich ringsum die Abgründe auftun und es deshalb am besten ist, die eigene Person zu verlassen und zu versteinern.

Alles ist gefroren, so kalt und still wird es. So kalt, dass man jedes Gefühl verliert. So still, dass der Atem wie ein Fragezeichen an den Lippen gefriert.

Nichts geschieht mehr, »der Augenblick, der anbricht«, ist auf ewig festgefroren. Wie sibirische Jäger im Polareis, wie Mammute in der Vorzeit. So nah, so unerreichbar nah.

UND DANN

Und dann kam der Augenblick, da wir sie sterben sehen mussten.

Die schlaflose Nachtschicht lebte auf, es war kurz vor Dienstende. Um das Bettchen herum wurde der Gaffervorhang zugezogen: Der tragische Einakter zum Abschluss konnte beginnen.

Ich spürte, wie ich ein anderer wurde, jemand, der ich noch nicht gewesen war.

Jenseits des Vorhangs bei den übrigen Kinderbettchen summte und piepte es mit komatöser Monotonie. Unsterbliche Maschinen, die Blut und Sauerstoff durch defekte kleine Körper pumpten.

Es war schon Morgen, aber hier oben blieb es Nacht. Es gab uns immer noch, offensichtlich waren wir noch nicht gestorben. Tastend griff einer des anderen Ärmel oder sonst etwas, ein Stück Hand oder Handgelenk, einen kleinen Finger.

Man erklärte uns, wie einfach alles funktionierte, aber ich konnte meine Gedanken nicht am Abschweifen hindern, meine Gedanken konnten mich nicht am Abschweifen hindern, wir trieben immer weiter voneinander weg.

Erst als ich nicht da war, konnte es geschehen. Die Infusionen, Elektroden und Schläuche wurden entfernt, die Anzeigen sprangen auf Null. Ein Seufzer, sagtest du.

Ich war mir nicht sicher. Bei aller Nähe schien der eigentliche Augenblick sich mir doch zu entziehen, als würde sie ihn für sich behalten, unser Mädchen, ihn heimlich mitnehmen in ihre eigene Abwesenheit.

Immer, wenn ich daran zurückdenke, merke ich, dass ich nicht richtig aufgepasst habe. Das Belanglose der Sache. Eine Kerze, die ausgeblasen wird, mehr ist es nicht. Irgendwo wird eine Tür aufgeweht, und … fft.

Es erschreckte uns, wie schwer ihr kleiner Körper plötzlich in unseren Armen lag. Ja genau: so schwer. Brombeerfarbene Flecken zeichneten sich in ihrem Gesicht ab, die gehörten da nicht hin. Und sie? Einfach Schlafen, ihren kreidebleichen Schlaf.

WEISSER ALS PAPIER

Die Sprache denkt nicht daran, mich zu verstehen, sich mit mir abzugeben. Wie Schwalben taumeln sie durch die Luft, die noch unsterblichen Worte. Mit dem trockenen Brot der Bedeutungen lassen sie sich nicht locken, sie lassen sich nicht wie Fledermäuse an Stalltüren festnageln. Hoch über den bekannten Wegen wirbeln sie dahin, wo die Luft dünner ist als Atem, die Welt weißer als Papier.

ÜBERGANG

Der Übergang der Jahreszeiten, das Verrinnen des Tages in die Nacht. Man sitzt irgendwo im freien Feld und schaut und schaut, aber man sieht die Grenze nicht. Irgendwann hat dann offenbar das Dunkel die Sache übernommen, bleiben von den Dingen nur noch die Schemen, die schwarze Silhouette.

Man sitzt auf dem Besucherstuhl neben dem Bettchen und hält sein Kind in den Armen. Es lebt und lebt, aber allmählich ist es tot.

Wer eine Grenze sieht, sieht beide Seiten dieser Grenze. Das eine und das andere. Aber hier gibt es keinen Übergang. Keinen Augenblick, in dem. Kein »Erinnerst du dich, eben noch ...«.

Im Rückblick ist nichts von einem »Bis hierhin« zu erkennen. Die Sekunden purzeln in die Schluchten hinab, in null Komma nichts klafft ein Loch, das Immer und Ewig heißt. Ist man hier angekommen, hier auf diesem Stuhl neben dem leeren Bettchen, gibt es auf einmal nichts anderes mehr, nichts anderes mehr als nichts.

So erträgt man es: Man ist nicht dabei. Es geschah draußen, ich wusste nicht, was ich tun sollte, ich stand am Fenster und konnte nichts tun, ich konnte meine Arme nicht ausstrecken, ich bekam den Mund nicht auf, ich konnte nicht hin, ich konnte meine Beine nicht bewegen. Abgeschnitten war ich von ihr. (Es ist, als würde, wenn es drauf ankommt, die Erfahrung aufgeschoben. Man hält den Atem an und atmet erst wieder aus, wenn es vorbei ist. In dem Augenblick, in dem es geschieht, existiert gerade niemand.)

Die Realität als etwas, das außerhalb von uns liegt, während wir innen festsitzen, gefangen in uns selbst: Das ist das Dilemma, das der amerikanische Transzendentalist Emerson in seinem Essay »Experience« so deutlich sichtbar macht, indem er behauptet, der Tod seines kleinen Waldo habe ihn nicht wirklich berührt.

»We animate what we can, and we only see what we animate.« Niemals wird es dem Subjekt gelingen, sich aus seiner Begrenzung loszureißen, um zur anderen Seite durchzustoßen.

Nicht einmal der Tod seines Kindes kann ihn von sich erlösen. Oder müsste ich sagen: gerade der Tod seines Kindes nicht?

Vollkommen ahnungslos steht man mitten im Geschehen. Man sieht das Neue nicht, das noch nicht Dagewesene. Wie sollte man auch. Man kennt nur Vergleiche, man sieht eine Sache erst, wenn sie etwas anderem gleicht. Im Kopf blättert man blitzschnell das Große Bilderbuch des Selbstgemachten Wissens durch. Man klammert sich an Dinge, die einem bekannt vorkommen: Türgriff, Waschbecken, Elektrokabel, Leuchtstoffröhre, aber die Beziehung zwischen all diesen Dingen entgeht einem, der außergewöhnliche Zusammenhang, der das unwiederholbare Wesen dieser Situation ausmacht. Bettrand aus Plexiglas, Monitor, Infusionsnadel. Die Situation zerfällt weiter in Attribute und Prädikate.

»I cannot get it nearer to me«, sagt Emerson über die Unmöglichkeit, die Trennung von Subjekt und Objekt aufzuheben. »So is it with this calamity; it does not touch me.«

Ich würde es umgekehrt ausdrücken. Nicht dass es mich nicht berührt, sondern dass ich nichts berühre. Die Situation könnte gut auf mich verzichten, sie wird gewissermaßen durch meine störende Anwesenheit immer wieder am Entstehen gehindert. Ich bin es, der – mit seinen unaufhörlichen Versuchen zu begreifen – diese Situation unbegreiflich macht.

Ohne mich könnte alles es selbst sein, bräuchte sich nicht mühsam in eine Sprache umzuwandeln, in der es sich nicht angemessen auszudrücken weiß.

Wenn ich doch bloß für einen Augenblick das Zimmer verlassen würde, dann könnte es endlich in Ruhe einstürzen.

INHALT